チェアサイドと連携した インプラント技工の実践

治療計画からメインテナンスまで
歯科技工士に求められる役割

杉山雅和 著

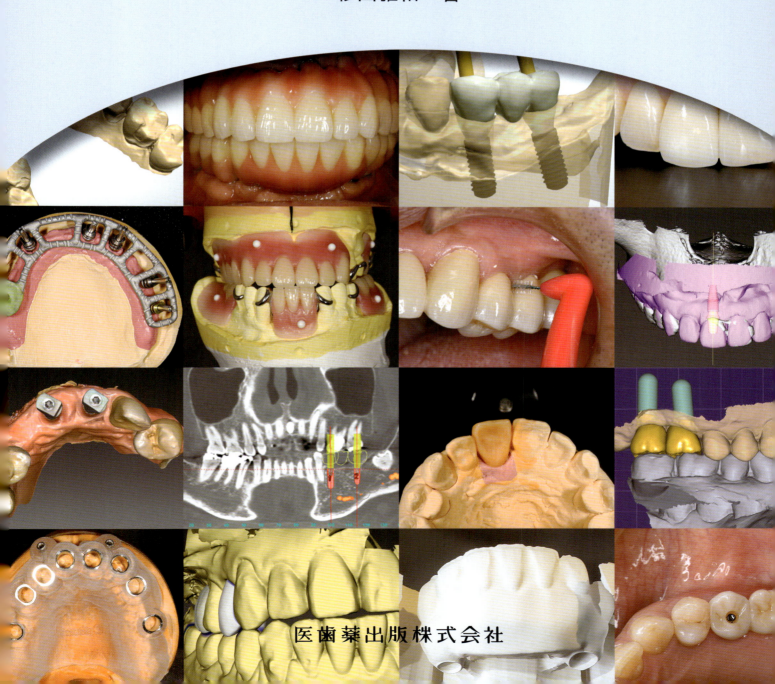

医歯薬出版株式会社

This book is originally published in Japanese
under the title of :

CHEASAIDO TO RENKEI SITA
INPURANTOGIKŌ NO ZISSEN

(Practical Implant Dental Technology in
Collaboration with Chairside)

SUGIYAMA, Masakazu
  ART CERAMIC CO., LTD.

© 2024 1st ed.

ISHIYAKU PUBLISHERS, INC.
  7-10, Honkomagome 1 chome, Bunkyo-ku,
  Tokyo 113-8612, Japan

Preface

はじめに

　歯科技工士となり数年が経過し，歯科技工所を開設した1983年に，チタン製インプラントによる治療が日本に導入された．インプラント治療について初めて学んだ時には，欠損治療の幅が劇的に広がると感じたのを，今でも鮮明に記憶している．1994年にはスイスITIインプラント上部構造認定インストラクターの資格を取得したが，その後もデンタルインプラント業界はさらなる発展を遂げ，現在では一般的な治療の1つとして選択されるようになっている．

　高齢化の進む我が国においては，歯科医療の需要が高まっていくことが予想され，歯科技工士の存在も重要性を増すだろう．歯科技工士自身がその認識を持ち，求められる知識を身につけることが大切である．しかしながら，歯科医師の指示のもと歯科技工物を製作すること"のみ"を仕事として捉え，歯科医院の下請けであるかのように考えている歯科技工士も少なくない．歯科技工士人口の減少も，こうした意識と無関係ではないように感じる．

　そのような中，歯科技工士がデンタルチームの一員として，歯科医師や歯科衛生士と共に診査・診断から術後のメインテナンスまで携わることの重要性を認知していただくため，月刊『歯科技工』にて「インプラント治療を成功に導くために歯科技工士が果たす役割」と題した連載を行った．実際の臨床に基づいて，2020年3月号より16回にわたり，歯科技工士の真の仕事とは何かをお伝えすることを目的に執筆を続けてきた．

　実は，筆者の本名は「杉山雅一」である．だが，歯科技工は一人でできる仕事ではないとの思いから「雅和」と漢字を改め，ビジネスネームとしている．連載を始めるにあたっても，神奈川歯科大学附属横浜研修センター・横浜クリニック院長（当時）でありインプラント科教授の児玉利朗先生より，本科で一緒に携わった症例の写真などを使用しても構わないとのお言葉をいただき，様々な資料をご厚意により掲載させていただいた．連載終了後，すべての回をまとめた冊子を当インプラント科に所属していた先生方に感謝を込めて贈呈したのだが，ありがたいことに他にも多くの方から1冊にまとめたものが欲しいとのお言葉を頂戴した．そこで今回，新たな症例の追加や再構成を行い，書籍化に至った．少しでも多くの方にお読みいただき，歯科医師と歯科技工士がチーム医療を行ううえで独自の共通認識を構築していく一助になれば幸いである．

　医療においてこれで正解というものはなく，材料・システムなどは常に日進月歩でアップデートされていく．「人と技術の一体化」をモットーに「デジタルの必要性・アナログの重要性」を念頭に置き，これからも一層の努力を重ねていく所存である．

2024年8月　杉山雅和

Contents

Chapter 1　Knowledge＆Communication

インプラント治療における
歯科技工士の役割と求められる知識 ——————————————— 8

治療ゴールの計画にあたり歯科技工士が考慮すべき要件 ——————— 13

診断用ワックスアップによる診査・診断への関わり ————————— 23

埋入手術に用いるサージカルガイドの設計・製作 ——————————— 33

最終上部構造の製作を見据えた
プロビジョナルレストレーション ————————————————— 43

Chapter 2　Design & Technique

前歯部単冠症例	56
臼歯部単冠・連結冠症例	69
インプラントと天然歯補綴が混在する症例	84
メタルフレームを使用したフルアーチ症例	94
ジルコニアフレームを使用したフルアーチ症例	108
IOS を用いたセメントリテイン症例	122
IOS を用いたスクリューリテイン症例	134
経過観察時のトラブルに対応する設計変更症例	148
長期間使用されていた上部構造の設計変更症例	160

Chapter 1
Knowledge & Communication

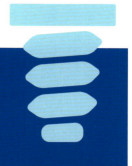

Chapter 1　Knowledge & Communication

インプラント治療における歯科技工士の役割と求められる知識

はじめに

　筆者が歯科技工士となったのは，今から40年以上前のことである．当時，初めて勤務した横浜市の自費診療専門の歯科診療所 歯科たかはしが，チームで治療に取り組むことを大切にしており，その考え方をベースに今日まで臨床を続けてきた．

　院長である高橋堅一先生はCongenial Dentists Clubという勉強会に所属し，Dr. Daryl Beachに師事していた．Dr. Beachの提唱した歯科医療の目的を表1に示す．

　この目的の達成を目指し，歯科医師を中心に歯科技工士，歯科衛生士は同じ認識の中でチームでの医療を行う．診査・診断から三者が携わりメインテナンスまでを一貫してチームで取り組む．そして，チーム医療により患者を支える．歯科技工士の立場からすると，補綴装置を装着した段階をゴールと考えてしまいがちだが，実際には装着してからがスタートである．いかに美しく製作された補綴装置でも，長い年月が経てば色あせて，金属腐食や材料の劣化によりさまざまなトラブルが生じる．また検診を怠れば二次カリエスの発見が遅れ，歯周病の管理を怠れば，厳密な咬合や適合の精度等，治療に費やしたせっかくの努力も水の泡となる．このような教育の基本を現在まで受け継ぎ，筆者は日々の補綴装置製作にあたっている．

　特にインプラント治療においてチームアプローチが欠かせないのは知られるところである．まず全身管理を行ううえで内科医の診断は必須となる．またインプラント埋入においては麻酔科医，術後経過を経て在宅でのメインテナンスにおいては看護師やホームヘルパー等，あり

とあらゆる段階で様々な職種が目標に向かって連携し協働している．筆者はその中で，歯科技工士はどの部分でどのような役割を果たしていけば良いのかを臨床を通し模索し続けている．

　本書では，現在筆者が行っている歯科医師や歯科衛生士とのディスカッションを踏まえたコミュニケーションを通じ，臨床において歯科技工士の立場からどのように治療に携わっているのかを，症例を提示しながらお伝えしたい．

チーム医療における歯科技工士の役割

　歯科技工士は歯科のチーム医療を行ううえで，重要な役割を果たす．特にインプラント治療においては，患者を中心に歯科医師と歯科衛生士，歯科技工士がチームとして共通認識を持っていなければ，満足のいく結果は得られない（図1）．

　インプラント治療において，歯科技工士への最初の依頼は診断用ワックスアップの製作である．その後シミュレーションソフトを用いて，CT撮影されたDICOMデータと診断用ワックスアップのSTLデータを重ね合わせる．この作業により，欠損部に対する上部構造の形態，それに付随する対合歯や咬合関係，そこから導き出されるインプラントのサイズや埋入本数，埋入深度，オプション的な外科手術の有無，サージカルガイドの製作基準，プロビジョナルレストレーションの形態付与，最終上部構造製作の設計・スケジュール・製作費用，メインテナンスしやすい形態や設計など，治療に必要となるほとんどの要素が導き出される．この作業にすべてが凝縮されているといっても過言ではない．

表1 Dr. Beachの提唱した歯科医療の目的

1. **口腔の衛生の確立と維持**
   - 口腔内の環境により齲蝕等が生じるため，本当の原因を取り除く
2. **組織抵抗の増強**
   - 歯周病に対するブラッシング
   - 嫌気性菌の繁殖をいかに抑制するか
3. **好ましい力関係の確立と維持**
   - 咬み合わせの不調和を調整する
4. **自然な外観の創造**
   - 他人から見える範囲には自然な外観を作り，それを維持していく

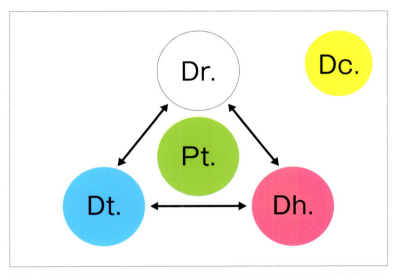

図1 患者を中心に歯科医師，歯科技工士，歯科衛生士，歯科関連の会社を含めたチームで治療を行う

それぞれの立場において，チームとしての共通認識があってこそ，スムーズに治療は進む．逆に歯科医師や歯科衛生士，患者との認識が共有できていないと，診断用ワックスアップですら手が止まり，先に進めることができない．患者の主訴やインプラントの種類，どこまでの治療を望んでいるのか，十分な基本資料が揃っているのか，インプラントが埋入できない場合には骨造成をするのか，もしくはデンチャーやコンビネーションに移行するのかなど，チェアサイドからの十分な情報がなければ模型を前にして，治療ゴールの想像すらつかないのである．

また，歯科技工士がチェアサイドと対等に会話できる知識を持ち合わせていないと，共通認識を得ることすら困難である．

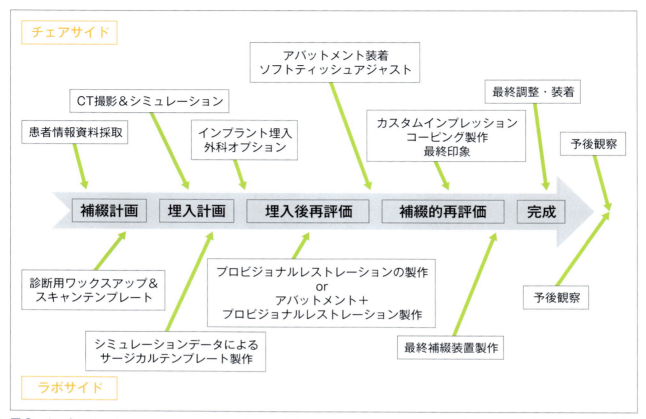

図2 インプラント治療の基本的な流れ．チェアサイドとラボサイドが密接に連携しながら治療を進めていく．もちろんこれがすべてではなく，少数歯欠損，多数歯欠損，矯正治療を含めた症例など，それぞれアレンジが必要である．ステップが増えたり順番が変わったりするので，症例ごとのチームディスカッションは欠かせない

インプラント治療において歯科技工士に求められる基礎知識

アナログの時代から培われた技術を基に，CAD/CAM等のデジタル技術を活用することが補綴治療の成功につながる．治療が後戻りすることのないよう正確な再現性を持ち，時間短縮を図りながら補綴装置を完成させることをルーティンワークとして行えるようにするのが，チームの一員としてまず必要な技術である．

歯科技工士の本来の役割は，技工的な側面から様々な補綴装置の製作方法，材料の種類，材料選択の基準，材料力学，歯科用金属の冶金学等を十分に把握したうえで補綴装置を製作することである．もちろんこれらが重要なのは間違いないが，インプラント治療に携わるチームの一員としての役割はこれだけに留まらない．インプラント治療はチェアサイドとラボサイドの連携が特に必要な領域であり，診査・診断にも歯科技工士が関わっていくことが求められる（図2，表2，3）．そしてそのためには，チェアサイドの基礎知識を身につけておくことが大切である．

例えばインプラントの種類やサイズは多様であり，ティッシュレベルインプラントとボーンレベルインプラントのように歯肉レベルで埋入するものと歯槽骨レベルで埋入するもの，さらには各部位にあったサイズが揃えられており，各インプラントにおいても必要な骨幅が違う．どの部位に使用するインプラントなのか，埋入位置や埋入深度，インプラント間や隣在歯までの距離等，様々なルールが存在する．欠損部位の範囲により設計が変わり，各ワックスアップの近遠心径により埋入するインプラン

表2 診査・診断において考慮すべき項目

- 何本の上部構造を入れるのか
- 何本のインプラントフィクスチャーを埋入するのか
- 上部構造の設計はセメントリテインなのかスクリューリテインなのかIODなのか
- インプラントの種類は何を選択するのか
- 骨の高さはあるのか
- 骨幅はあるのか
- 対合歯とのクリアランスは確保できるのか
- 他の残存歯の治療は行うのか
- 矯正治療も行うのか
- 患者の年齢や全身の疾患はないか

表3 インプラント治療に関わるにあたり必要な基礎資料

- 写真
  - 顔写真（正面観・側方面観等）
  - 口腔内の状態
- X線写真
  - パノラマ
  - デンタル
  - セファログラム　等
- スタディモデル（上下顎2セット）
- フェイスボウ・チェックバイト（4つ）
- プロービングチャート

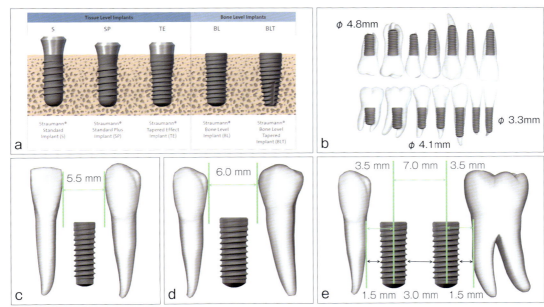

図3-a～e　ストローマン社製インプラントの種類や埋入時のルールの一例．これらの特徴等を理解しておくことは，治療計画に関わるうえで不可欠となる．a：インプラントの種類．b：埋入部位に対するインプラントサイズの選択．c：3.3mmインプラント1本を埋入する際に必要な最小補綴スペース．d：同，4.1mmインプラント1本の場合．e：同，4.1mmインプラント2本の場合（ストローマン社より資料提供）

トサイズや本数も変わってくる（図3）．これらの項目は当然上部構造の形態にも影響するため，治療計画を立てる段階から関わるうえでは，十分な理解が求められる．

また歯科医師と情報を共有するには，我々歯科技工士が実際に施術するわけではないが，外科的な内容や骨造成の術式も知識として持っておく必要がある．一部を挙げるだけでもサイナスリフト（ラテラルウィンドウテクニック），ソケットリフト，スプリットクレスト，ベニアグラフト（ブロック骨移植），仮骨延長術（ディストラクション），GBR（骨再生誘導法），アンレーグラフ

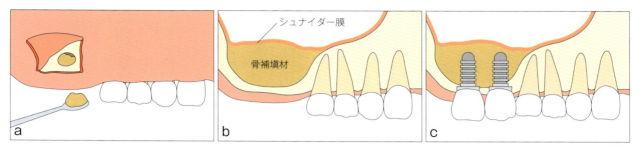

図4-a～c インプラント治療における外科的処置の例①：サイナスリフト．上顎臼歯部に対し，頬側の歯肉を切開したうえで骨補塡剤を入れて骨造成する

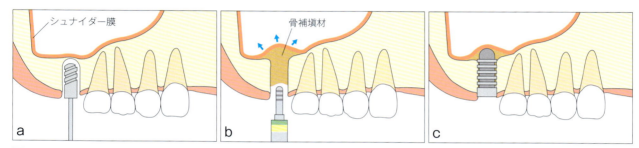

図5-a～c インプラント治療における外科的処置の例②：ソケットリフト．インプラントを埋入する部位の顎骨に穴を開け，骨補塡剤を入れる

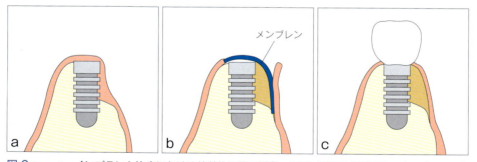

図6-a～c インプラント治療における外科的処置の例③：GBR（骨再生誘導法）．インプラントを固定するための骨量が不足している場合に，メンブレンという膜と骨補塡剤を用いて骨を再生する

ト（垂直的骨造成術）などがあり，各症例のディスカッション中には当たり前のようにこれらの単語が出てくる（図4～6）．

こうしたチェアサイドの知識について，専門的な部分にまで精通することは難しいかもしれないが，少なくとも最低限の基礎的な内容程度は理解しておかなければ，診査・診断には参加できない．歯科技工士が診査・診断に参加できてこそチームとしての力が十分に発揮できると言っても過言ではなく，歯科技工士側にも知識を身につける努力が必要だろう．

Chapter 1　Knowledge & Communication

治療ゴールの計画にあたり歯科技工士が考慮すべき要件

はじめに

インプラント治療のゴールを計画するにあたり，歯科技工士が考慮すべき要件は多岐にわたる．具体的には，上部構造の材料及び製作方法，固定方法，選択した材料における強度，審美面から見た埋入深度および角度，製作日数およびコスト等が挙げられ，これらをチェアサイドとディスカッションしながら，症例ごとに最適な計画を決定していく．

上部構造の材料および製作方法

上部構造の製作方法は様々であるが，ロストワックス法の場合，純チタン，チタン合金，コバルトクロム合金，金銀パラジウム合金，貴金属合金等を使用し，クラウンやレジン前装冠，陶材前装冠，さらにはバー構造体，アバットメント，メゾストラクチャー等が製作可能である．

プレス法であれば，長石系セラミックス，二ケイ酸リチウムガラスによるクラウン，レジン前装冠等や，近年ではPEKK等の熱可塑性樹脂によるレジン前装冠，アバットメント，サブストラクチャー等も製作可能となっている．

CAD/CAMを用いて製作する場合には，純チタン，チタン合金，コバルトクロム合金，ジルコニア，長石系セラミックス，二ケイ酸リチウムガラス，熱可塑性樹脂等が使用可能な材料として挙げられる（図1）．

ロストワックス法により鋳造用合金を加工するタイプは，軟組織における生体親和性を考慮し，現在当社ではほとんど製作していない．貴金属にプラークが付着しやすいことは実証されており．また，インプラント上部構

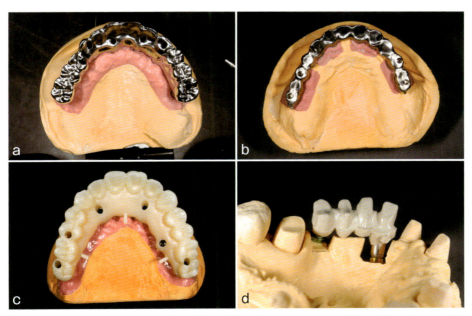

図1-a～d　a：コバルトクロムインプラントブリッジ．b：チタンインプラントブリッジ．c：ジルコニアインプラントブリッジ．d：PEKK（Pekkton；大信貿易）インプラントブリッジ

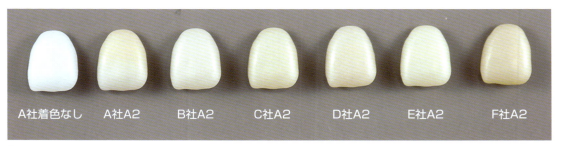

図2　A社4Y-PSZのジルコニアにA社と他5社のA2リキッドを同条件で浸透させた．それぞれ浸透具合が異なるのがわかる

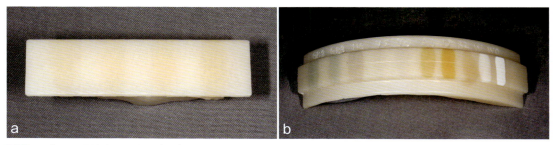

図3-a，b　a：同じシェードの重ね塗り．左から1回，2回，3回，4回．b：カラーリキッドの色の入り具合

造の厚みのある部分に関しては，鋳造による結晶構造の不均一化からくる金属イオンの溶出等によって，金属アレルギーが懸念されるためである．したがって合金を使用したインプラント上部構造の製作は，冷間加工された金属ディスクのミリングを大型ミリングセンターに発注して行っている．その場合，各ミリングセンターによって対応可能な内容が異なるため，十分に把握したうえで外注する必要がある．

金属のミリング以外に関しては，インハウスで加工ができるため材料の細かい把握が必要となる．特性に合わせた適材適所の材料選択を迫られる．

高分子樹脂材料であるPEKKは，骨への衝撃を一般的なジルコニアと比較して約1/3に軽減させる効果を持つ．歯根膜の代わりとなる，ショックアブソーバー機能を有する唯一の材料と期待したい．

ジルコニアに関しては，材料の硬さの違いやレイヤー層の違い，厚みの違いなど，在庫管理が乱雑になりやすい．また，レイヤー層の厚みによってはネスティングの設定位置等が重要になる．加えて，症例のシェードや歯冠長に応じてディスク交換を頻繁に行う必要があり，機械任せでなく人の手も必要となるのは難点である．

口腔内スキャナーの普及などに伴い，モノリシックジルコニアで上部構造を製作する機会が多くなり，シェードの面でも付加価値を高めるためにシンタリング前の半焼結の時点におけるカラーリング作業も重要になってきている．カラーリングのリキッドも各社販売されているが，やはりコンセプトを持って各種製品を1つのシステムとして販売しているものを使用するのが安全だと考えている．それぞれの製品を組み合わせて使用した場合の検証が十分になされているため，色合いや強度の面で安心感がある．ジルコニアパウダーの種類やディスクの製造方法により，リキッドの浸透具合は各製品で異なる（図2）．

また，当然塗り方によっても色調は異なってくるため，術者による個人差が出やすい．そのため各個人のサンプルシェードガイドを製作すると大変便利である．薄く仕上がる分にはさほど支障はないが，濃く塗りすぎてしまうと取り返しがつかなくなる（図3）．

治療ゴールの計画にあたり歯科技工士が考慮すべき要件

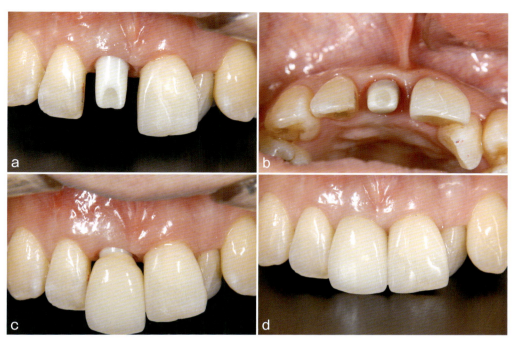

図4-a〜d　a, b：チタンベース上のジルコニアアバットメント．c, d：ジルコニアにレイヤリングを施した上部構造をセメント固定した

固定方法

　インプラント補綴における固定方法は，大きく3種類に分けられる．セメントリテインタイプは，既製アバットメントやカスタムアバットメントの上にセメントや仮着材を用いて接着する方法，スクリューリテインタイプはアクセスホールからスクリューを挿入し固定するタイプである．テレスコープタイプはカスタムアバットメントを2°の角度でミリングし，茶筒の原理により接着する．

　固定法の違いによりインプラント埋入の難しさが大きく変わる．セメントリテインの場合は上部構造の各歯の頬舌径，近遠心径の範囲内にアバットメントを製作できれば，角度については大きくずれさえしなければ，アバットメント側で補正して調整することが可能である（図4）．ただセメントリテインには，上部構造を外したい場合にダメージを与えずに外すことが難しいという問題点もある．当社においてもこれにより苦い思いをした症例がいくつか存在する．また，セラミックスがチッピングを起こし修理しようとした際に，仮着材で接着しているにも関わらず全く外すことができず，最終的に上部構造を壊しスクリューリテインで製作し直した症例も存在

する．アバットメント製作時のミリング角度やリテンションスリーブの付与の仕方などに工夫が必要となる．またセメントリテインの1番の問題点は，装着時のセメント除去が難しく，セメントが残留した場合にインプラント周囲炎のリスクが高くなることである．

　スクリューリテインで固定する場合は，インプラントの埋入位置に注意する必要があり，前歯部であれば舌側面に，臼歯部であれば咬合面の中央にアクセスホールが出るようにしなければならず，もちろん隣接に抜けてはならない．しかし近年では，アクセスホールの角度を補正できるインプラントメーカーも増えてきている．前歯部ではアクセスホールが切縁に抜けている程度であれば補正することができる（図5）．臼歯部も咬頭頂付近にくる程度であれば補正が可能であり，連結部付近の場合も補正できる．ただし，すべてのインプラントメーカーが対応しているわけではないので注意が必要である．

　テレスコープによる固定法は，アバットメントを2°の角度でミリングする．また，外冠キャップは純金で電鋳法にて0.3mmで製作する．熱を加えなければ18Kと同等の硬度が得られる．当然，その上から補強するためのフレームを製作することは必須である．テレスコープ

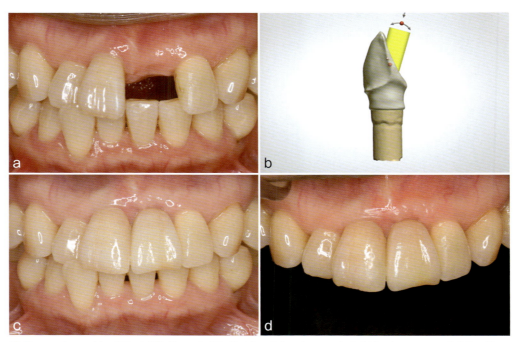

図 5-a 〜 d　a：インプラント埋入後．b：切縁に抜けたアクセスホールの角度を補正する．c，d：装着後の様子．アクセスホールを舌側面の適切な位置に設定することができた

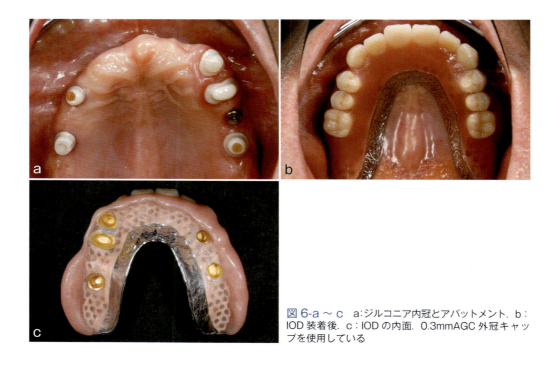

図 6-a 〜 c　a：ジルコニア内冠とアバットメント．b：IOD 装着後．c：IOD の内面．0.3mmAGC 外冠キャップを使用している

による固定法は，内冠と外冠の間が真空状態となり，唾液が介在することで表面張力により吸着すると考えられている．主にインプラントオーバーデンチャー（IOD）等で用い，残存歯等を共に支台として利用することもできる（図6）．IOD の固定法としては，アタッチメントを介在して維持力を発揮させ固定する方法が主流になっている．ロケーター，ボールアタッチメント，マグネット，バータイプ等があり，平行性やクリアランスなどの条件的にはデンチャーのニュートラルゾーン内に設置することが望まれる．

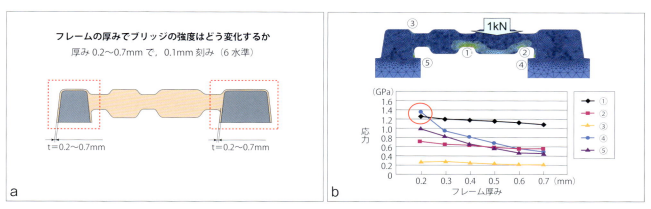

図7-a, b 『P-ナノZR』(パナソニック)のフレーム厚みによる強度変化の実験結果. どのような材料であっても, フレームの厚みを各部に応じて適切に確保することは非常に重要である. 必要以上に薄くしてはならない (文献[1]より)

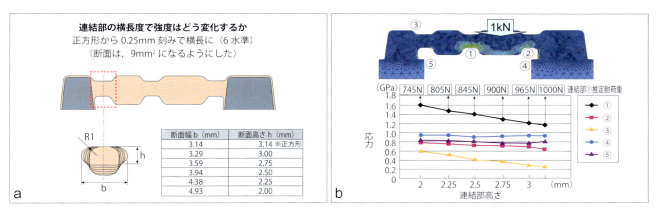

図8-a, b 同, ポンティック連結部の断面形態による強度変化の実験結果. 構造力学の教科書では, 梁幅(幅)を2倍にしても曲げ剛性は2倍になるだけだが, 梁せい(高さ)を2倍にすると曲げ剛性は8倍になるとされている. したがって, 曲げ剛性は高さによって決定される面が大きいことを理解しておく必要がある. たとえば高さ4.0mmで連結部の強度を確保できると考えて製作した際に, 0.8mm削合調整した場合, 曲げ剛性は4.0mm時の約半分になってしまう (文献[1]より)

選択した材料における強度

上部構造の製作にあたり材料選択をするうえで特に注意が必要なのが, 各材料の最低厚みや連結部の断面積をしっかりと把握しておくことである. 同じジルコニアであっても種類によって特性は異なり, 製作部位や設計に応じて対応できるかどうかが変わってくる. 各メーカーの公表している数値を把握し, 使用法を正確に守らなければならない.

厚みも強度に大きく影響し, 0.1mm削っただけでも強度は20%程度落ちてしまう. 材料を壊そうとする場合に必要となる力は材料の厚さの3乗に比例するため, 厚みを倍にすると8倍の強度になる (図7).

また, 連結部の断面積も重要になるが, 特に考慮すべきなのは縦径の確保である. たとえば同じ$12mm^2$の断面積であっても, 頬舌幅6mmで高さが2mmの場合より, 頬舌幅3mmで高さが4mmのほうが曲げ強さは強い. したがって臨床的には, どの材料でも高径を重要視するよう心がける (図8). もちろん清掃性も考慮することは言うまでもない.

いかなる材料もいったん口腔内に入れば, 金属腐食や材料の劣化等により修理をしたり, 患者の口腔内環境により設計変更等を余儀なくされたりする状況は必ず出てくるということを念頭に置き, 複雑な設計はなるべく避けることが重要である. メインテナンスしやすい形態を心がけ, トラブルが生じても再製作とならずに対応できるよう, 患者に負担がかかるような設計は極力避けるようにしたい.

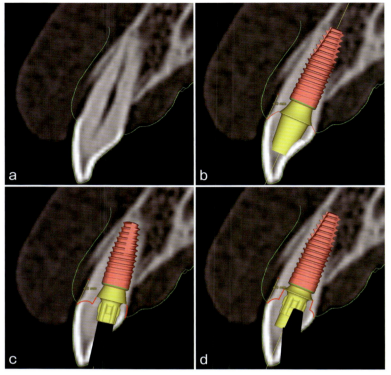

図9-a～d 前歯部における天然歯とインプラントの比較
a：天然歯の断層面
b：セメントリテイン．インプラント体の長さは12mm，ほぼ天然歯と同一方向の角度になる．歯肉貫通部のエマージェンスプロファイル，上部構造の強度も理想的である
c：スクリューリテイン．アクセスホールを舌側に向けるため，インプラント軸の角度が歯槽骨に対してきつくなり，インプラント体の長さも10mmとセメントリテインに比較し2mm短くなる．歯肉貫通部は唇側歯肉の厚みを確保するためにブリッジのカンチレバーのような形態になり，不潔域となりやすい．また，上部構造の強度を考えると舌側に厚みを必要とするためオーバーカントゥアになりやすい
d：アンギュレーションタイプのスクリューリテイン．セメントリテインと同様の埋入が可能で角度や長さが天然歯に近く，アクセスホールのみ舌側に振ることで歯肉貫通部のエマージェンスプロファイル，上部構造の強度も理想的にすることができる

審美面から見た埋入深度及び角度

　審美領域におけるインプラントは，ボーンレベルタイプが選択されることがほとんどである．真円のプラットフォームからCEJ相当部までの断面は前歯であれば三角形に移行させる必要があり，小臼歯部であれば楕円になるように移行させる．

　前歯部インプラントの埋入位置に関しては，診断用ワックスアップのジンジバルラインより3～4mm下方にプラットフォームが来るように配置し，唇側骨外縁から1.5～2.0mmの距離を確保する．隣在歯が天然歯の場合は1.5mm以上離し，インプラントの場合はインプラント内縁で3.0mm以上は離す必要がある．

　角度に関してはセメントリテインの場合は切縁に向かうように埋入し，スクリューリテインの場合は舌側に向かうように埋入するというのが教科書どおりだが，アクセスホールを角度補正で変えられるインプラントシステムに関しては，これにとらわれず力の方向性や清掃性を考慮した角度を選択することができる（図9）．

　このようにラボサイドの知識や認識を活用し，歯科医師と上部構造の設計等をディスカッションしながら，ケースに応じた埋入位置や角度を共に考えられるのが理想である．しかし，診断用ワックスアップに対し適切な埋入位置が決まったとしても，実際にその場所に理想的な骨があるとは限らない．今度は外科的な側面から歯科医師の知識や認識に基づき，骨造成の手法から，埋入と同

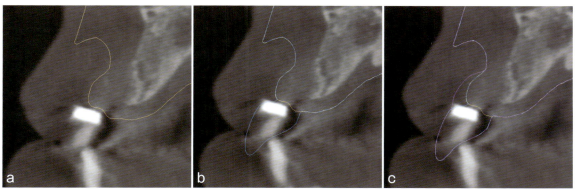

図10-a〜c　1|欠損症例．a：DICOMデータと模型スキャンデータの重ね合わせ．b：診断用ワックスアップとの重ね合わせ．c：歯肉部分まで回復した診断用ワックスアップとの重ね合わせ．唇側部分の骨が不足しているのがわかる

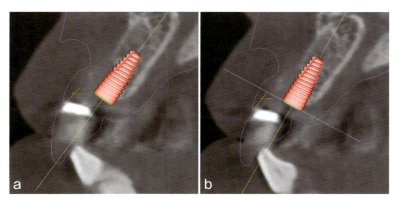

図11-a, b　1|部のインプラントであるためレギュラープラットフォームを選択し，ジンジバルラインから4mmの深度にインプラント体を配置しシミュレーションを行う．a：セメントリテイン．b：スクリューリテイン

時に骨造成を行うのか，あるいは事前に骨造成だけを行い段階的に埋入を行うのか，また軟組織だけの2次手術も行うのか，その場合のプロビジョナルレストレーションはどのように口腔内で装着するのかなど，細かい打ち合わせを含めたディスカッションが必要である．外科的な側面に関しても，同じ知識・認識の中で検討を進めていかなければ実際の手術時に混乱を招く．実際に外科的処置を行うわけではないが，我々歯科技工士も最低限同じ知識を前提に会話ができるよう，情報を共有しておく必要がある．共通の知識がなければ，十分なディスカッションはできない．

実際に歯科医師とディスカッションを重ねながら，1|のインプラントについてシミュレーションを行った際の流れを紹介したい（図10〜12）．この症例の場合は唇側骨が足りないため，埋入と同時にGBRを行うのか，あるいは事前にGBRを行い段階的にアプローチしていくのか，歯科医師の判断が必要となる．ただ，どちらの治療計画においてもシミュレーションの内容はさほど変わらない．もちろん，ガイデッドサージェリーのテンプレートを製作する際は，どちらの手法を選択するかが重要な条件になってくる．

初期固定を考慮し，一般的なケースより少し長いインプラントを選択することも考えられる（図13）．また，ジルコニア含有合金を用いて疲労強度が純チタン製のものより24％向上した『ロキソリッド』（ストローマン）のようなインプラント体であれば，インプラント径が細

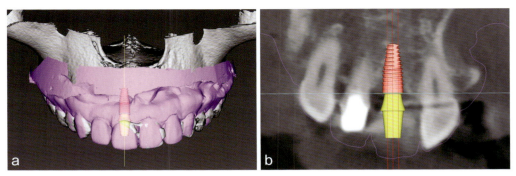

図12-a, b　唇側面から見た状態. 診断用ワックスアップ上でもCT画像上でも埋入位置に関して問題はない

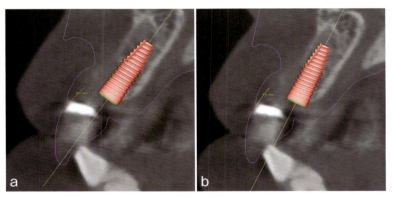

図13-a, b　インプラント体を10mmから12mmに長くすることにより初期固定を獲得する. a：セメントリテインは理想的な位置に見える. b：スクリューリテインは図9で示したとおり歯肉貫通部の形態も舌側がオーバーカントゥアになりやすく唇側もブリッジのカンチレバーのようになりやすく見える. またインプラント体の先端も唇側骨寄りになっている

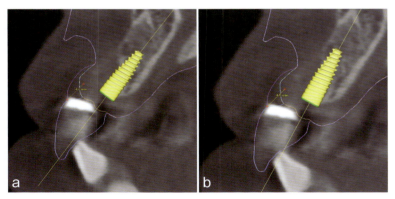

図14-a, b　『ロキソリッド』NC 12mmを用いた場合のシミュレーション. a：セメントリテインは, 埋入位置や歯肉貫通部がRCと同じく理想的に見える. b：スクリューリテインの歯肉貫通部の形態は, RCに比較すればまだ良いが, 理想的とは言えない

くてもレギュラークロスフィット（RC）と同程度の強度を確保することができるため, ナロークロスフィット（NC）の選択もありうる（図14）. 他にも, アクセスホールの角度補正ができれば, セメントリテインの埋入位置・角度でスクリューリテインの上部構造製作も可能となる（図15）.

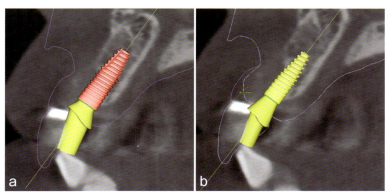

図 15-a, b　セメントリテインの埋入位置で，アクセスホールを 15°舌側に角度補正できるシステムを使用した場合のシミュレーション．仮に 15°のアバットメントを立ててみる．セメントリテイン（a）でもスクリューリテイン（b）でも，咬合圧に対する力関係が天然歯に近い理想的な埋入位置となり，審美的で清掃性も考慮した歯肉貫通部の理想的形態を製作することができそうである．後は骨造成や結合組織移植等も含めシミュレーションソフトにより詳細な計画を立て，コンサルテーションに進む

製作日数およびコスト

　製作にかかる日数は，当然のことながら症例により異なる．骨造成や軟組織の治癒を待つ期間，またプロビジュナルレストレーションで調整する時間はチェアサイドで計算できるが，ラボサイドで検討すべき各工程の製作日数や見積もり等は，ある程度の設計が定まっていなければ作成することができない．そのため，各症例の設計も事前にディスカッションする必要がある．

　上部構造の材料および製作方法に関し，シミュレーションを基にスケジュールも含め綿密な打ち合わせを行う．その打ち合わせが完了した時点で，タイムスケジュールと見積もりを作成する．様々な症例を経験することにより，ある程度のフォーマットを作ることはできる．当社では，天然歯に対し補綴装置を製作する場合，少数歯欠損のインプラント治療，無歯顎のインプラント治療，テレスコープデンチャー等，各症例にあわせての診査・診断からのステップにおけるスケジュールと見積もりを出すようにしている（表）．

おわりに

　侵襲性の高いインプラント治療においては，実際の治療を行う前に，治療のステップと最終的なゴールを綿密に計画することが重要である．もちろん歯科技工士のみで治療計画を立てることはできず，歯科医師や歯科衛生士とチームでディスカッションしながら計画していく必要がある．

　本項では具体的に検討すべき要件を紹介したが，これらについてチェアサイドの考えを理解したうえで，専門性を活かした視点で意見を発信していくことが，チーム内での歯科技工士の役割と言えよう．

参考文献
1）三浦宏之 他：ナノジルコニアを活かしたオールセラミック修復．医歯薬出版，東京，2010．

表　当社でチェアサイドに提示しているスケジュール．スクリューリテインタイプの無歯顎インプラントブリッジを製作する場合の一例

チェアサイド	ラボサイド
旧義歯が正常な状況で計画しています．正常でない場合，事前に義歯製作が必要になります． 1．旧義歯を用いて印象採得＆咬合採得 2．旧義歯のスタディモデル・対合歯印象採得と咬合採得 3．歯冠の長さ・出具合・リップサポートの状況等，旧義歯を対象に，ラボサイドに伝達	
	4．ボクシング，模型製作＆咬合器マウント（当日，院内） 5．仮想排列もしくは診断用ワックスアップ 6．バリウム人工歯に置き換え（床は付けない） 7．モデル3Dスキャニング（無歯顎と人工歯付きの2つ） 8．バリウム人工歯に濃度を変えたバリウム床の製作（5，6，7，8．まで，中7日）
9．CTスキャン撮影 10．3Dモデルデータとサーフェススキャン 11．インプラント埋入シミュレーション 12．サージカルガイド製作センターへデータ送信	
	13．無歯顎模型上にサージカルガイドの適合を確認し，ハードシリコーンにて，バイトブロックを製作． 14．シミュレーションデータに基づき，暫間補綴装置製作（13，14まで中7日）
15．インプラント埋入手術 16．暫間補綴装置装着（テンポラリーシリンダーと連結，修正研磨）	
歯周組織・骨結合の治癒	
17．印象採得（インプラント印象・対合歯） 18．暫間補綴装置のスタディモデルとして印象採得・咬合採得，暫間補綴装置の改良点の伝達	
	19．インプラント模型製作 20．スタディモデル・マスターモデルクロスマウント 21．インプラントフレーム用レジンフレーム製作（19，20，21まで中5日）
22．インプラントフレーム用レジンフレーム試適 23．インプラント間を口腔内でパターンレジンにて連結（インデックス） 24．精密咬合採得	
	25．試適終了したレジンフレームよりマスター模型のインプラント位置の修正・咬合器リマウント 26．レジンフレームの3Dスキャン・デザイン完成後，ミリングセンターへデータ送信（ミリング作業） 27．ミリングセンターより戻ってきたフレームを適合確認・フレーム調整（製作方法はa，b，c，dの4タイプが存在します） 　a．チタンフレーム上に人工歯およびレジン床で仕上げるタイプ 　b．チタンフレームに直接ハイブリッドレジンをレイヤリングするタイプ 　c．チタンフレームをサブストラクチャーとし，歯肉部分をピンクハイブリッドレジンで直接レイヤリングし，歯冠部分はジルコニアクラウンで必要に応じてセラミックをレイヤリングし，上部構造とするタイプ 　d．チタンベースアバットメント上にジルコニアフレームを製作し，必要な部位に直接セラミックをレイヤリングするタイプ 28．それぞれタイプ別に試適前まで仕上げる 　a．人工歯排列・歯肉形成（ワックス試適）（25，26，27，28aまで中14日） 　b．チタンフレームに接着処理を施し，ハイブリッドレジンをレイヤリング，形態修正まで（25，26，27，28bまで中14日） 　c．チタンフレームに接着処理を施し，フレームにオペーク処理し，上部構造のCAD/CADジルコニア製作，レイヤリング形態修正ビスケット，歯肉部分はハイブリッドレジン築盛，形態修正まで（25，26，27，28cまで中20日） 　d．ジルコニアフレーム上に，必要箇所をセラミックレイヤリング，形態修正ビスケットまで（25，26，27，28dまで中14日）
29．試適（シェード・形態・排列等のチェック，修正）	
	30．それぞれのタイプ別に最終仕上げを行う 　a．レジン重合完成（30aまで中5日） 　b．ステイン・研磨完成（30bまで中5日） 　c．ジルコニアクラウンステイン，グレーズし，サブストラクチャーと接着，歯肉部分ステイン・研磨完成（30cまで中7日） 　d．ステイン・グレーズ・研磨完成（30dまで中5日）
31．最終装着	
32．メインテナンス	

Chapter 1　Knowledge & Communication

診断用ワックスアップによる診査・診断への関わり

診断用ワックスアップに必要な情報

　インプラント治療において，歯科技工士が最初に携わるのが，診査・診断におけるワックスアップである．フェイスボウの情報を基に咬合器に模型をマウントし，ワックスアップを始めるが，実はこのワックスアップがインプラント治療を成功に導く重要な指標となる．インプラント治療における診断用ワックスアップは，各歯の近遠心幅径等においても，通常の補綴装置を製作するためのワックスアップとは大きく異なるため注意が必要である．

　また，インプラント治療を行う欠損部に対し，何の情報もないまま，歯科技工士が勝手な判断で進めることはできない．表1のような情報をチェアサイドから得たうえで，作業を進めることが重要である．

　これらを含め，可能な限り多くの資料をチェアサイドから提供してもらう必要がある．具体的な基礎資料としては，口腔内写真，顔貌写真（正面観，側方面観），X線写真（パノラマ，デンタル，セファログラム等），スタディモデル（上下顎2セット），フェイスボウ・チェックバイト（4つ），プロービングチャート等が挙げられる．こうした情報に基づき診断用ワックスアップを行っていくが，さらにこの時点での歯科医師，歯科衛生士からの要望，今後のスケジュールなど，患者にまつわる情報があると製作が進めやすい．

表1　診断用ワックスアップを行ううえで必要な情報

- 上部構造を製作する本数
- インプラント体を埋入する本数
- 上部構造の設計（セメントリテイン，スクリューリテイン，IOD等）
- インプラントの種類
- 骨の高さ，骨幅
- 対合歯とのクリアランス
- 他の残存歯に対する治療方針
- 矯正治療の有無
- 患者の年齢や全身疾患の既往

Case1 治療方針に応じて2パターンの診断用ワックスアップを製作した症例

　患者は22歳の女性．先天性欠如により 5432|2345，521|15 が欠損．下顎左右の第二小臼歯部には乳歯が残存している．この部分をインプラント治療により回復したいとの主訴で来院された．① 顎位を挙上し矯正治療を併用する，② 現状の顎位のまま，残存歯に対する治療や矯正治療は行わない，という2パターンを検討されているとのことである．なお，本症例は保険治療で進めなければならない事情があり，補綴装置の製作は院内技工で行う予定とのことで，筆者には診断用ワックスアップのみの依頼があった．

　治療に伴う様々な要素を考慮して，2つの治療方針に沿って診断用ワックスアップを行った．筆者は以下に紹介するような診断用ワックスアップ製作の流れを写真とコメントでパワーポイントにまとめ，チェアサイドに提供するようにしている．これにより，どのような手順，考えで診断用ワックスアップが製作されているかを歯科医師が理解しやすく，また患者へのコンサルテーションもしやすくなる（担当歯科医師：中村慧先生）．

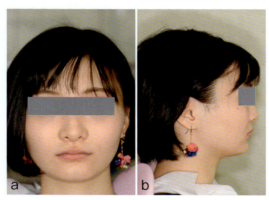

図1-a，b　初診時顔貌写真

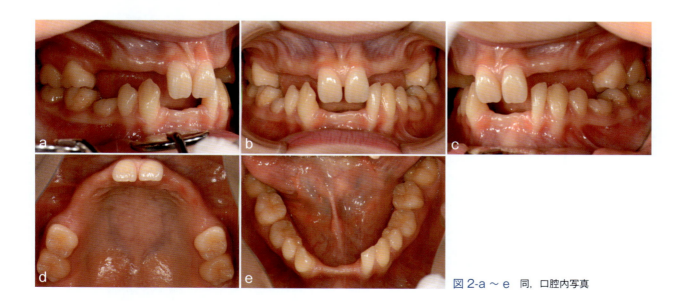

図2-a～e　同，口腔内写真

●パターン1

表2 パターン1の治療方針および診断用ワックスアップで考慮すべきポイント

・残存歯 1|1 を唇側に10°振った状態で，1〜2mm根尖方向に圧下し唇側方向に骨造成．
・3|23 を根尖方向に圧下する．圧下に伴う反作用で 76|67，76|67 が2〜3mm挺出する予定．
・E|E は抜去後にインプラント治療を行う．
・矯正治療による歯の移動や，欠損歯部の骨造成を考慮したうえで診断用ワックスアップを行う．

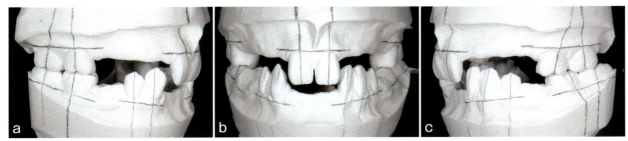

図3-a〜c 残存歯の歯軸，歯肉ラインを模型上に描記する

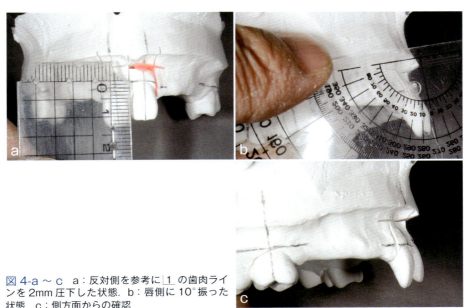

図4-a〜c a：反対側を参考に 1 の歯肉ラインを2mm圧下した状態．b：唇側に10°振った状態．c：側方面からの確認

Case 1

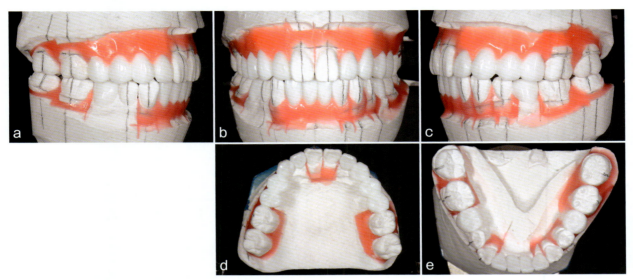

図5-a～e ①も①に沿って修正後，残存歯，欠損部の診断用ワックスアップを行う．
① E|E を抜去した後にインプラントを埋入した状態に即するよう，7 6|6 7 を前後移動し，各1mmずつ挺出させる．そしてインサイザルピンを2mm挙上し，7 6|6 7 を 7 6|6 7 と適切に咬合するよう合わせる
② 3|2 3 を根尖方向に圧下した後，下顎前歯部のインプラント上部構造の形態をワックスアップする．|2 部残存歯の形態も含め修正を行う
③ 上顎欠損部位に対しインプラント上部構造の形態をワックスアップする

●パターン2

表3　パターン2の治療方針および診断用ワックスアップで考慮すべきポイント

- 1|1，4 3|2 3 は，対合歯のクリアランス確保および下顎運動を考慮し，切縁1～2mmのマウスプレパレーションが必要．
- E|E は抜去後にインプラント治療を行う予定．
- 欠損部の骨造成を踏まえたうえで診断用ワックスアップを行う．

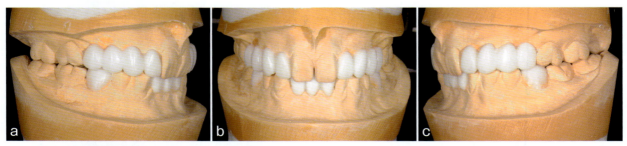

図6-a～c　欠損部診断用ワックスアップ．下顎前歯部をⅠ級になるように排列し，上顎欠損部および 5|5 部を理想的な咬合平面になるようワックスアップする

診断用ワックスアップによる診査・診断への関わり

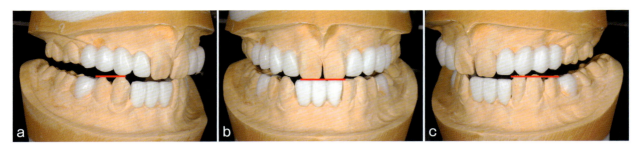

図 7-a, b　残存歯の歯冠長が長く, インプラント上部構造のクリアランス不足が問題となった. また, 側方運動時のガイドがきつくなるため, 残存歯である 1|1, 43|234 の切縁 (赤線) の削合が必要だと判断した

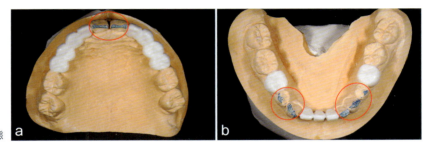

図 8-a, b　模型上で削合した状態

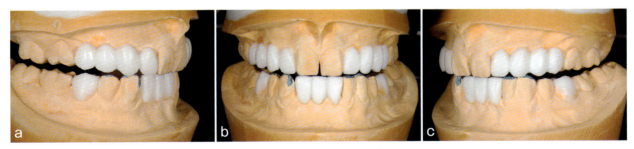

図 9-a ～ c　理想的な下顎運動の確認. 咬合様式はグループファンクションとした

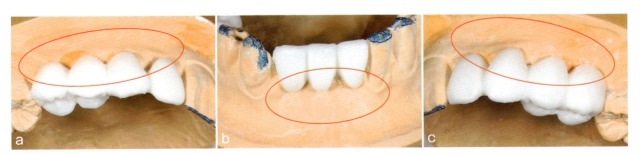

図 10-a ～ c　欠損部における歯肉吸収の確認

27

Case1

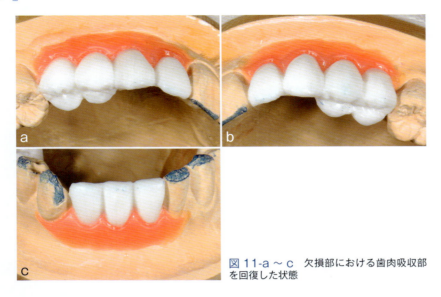

図11-a～c　欠損部における歯肉吸収部を回復した状態

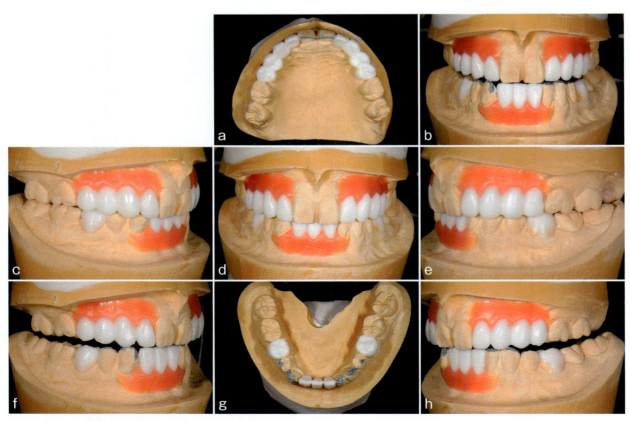

図12-a～h　完成した診断用ワックスアップ

Case2 DICOMデータとSTLデータを活用しチェアサイドと連携して治療を進めた症例

　患者は58歳男性．全顎的にⅢ級の骨格でコンプレックスを感じている．欠損部位は 6┼3 6，7 6 2 1|1 2 6 7 である．大きな外科的処置を行わずに自然な審美性を回復したいとの主訴で，インプラント治療を希望している．

　インプラント治療をどのように進めていくべきか，診断用排列およびワックスアップにより，排列状態が納得できる範囲であるかを最初に確認する．そして納得したうえでどのような形態の上部構造が製作できるのか，DICOMデータとSTLデータを用い最終的な上部構造の形態を模索し，インプラントが何本必要かを可視化しながら診断する（担当歯科医師：小島康佑先生）．

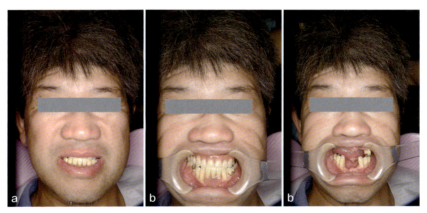

図13-a～c　初診時顔貌写真．a：スマイル時．b：義歯装着時．c：義歯を外した状態

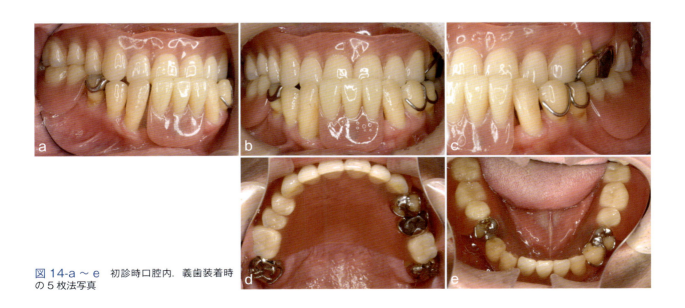

図14-a～e　初診時口腔内．義歯装着時の5枚法写真

Case2

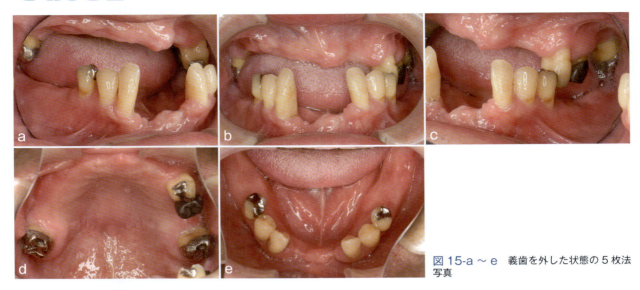

図15-a～e 義歯を外した状態の5枚法写真

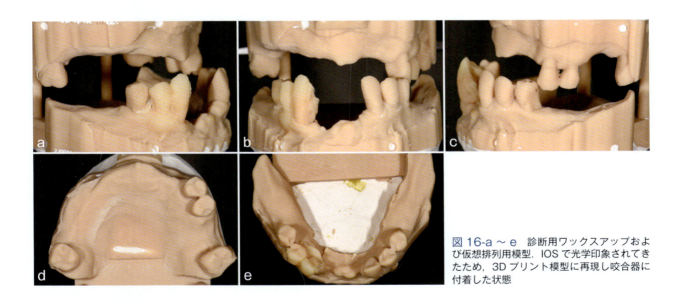

図16-a～e 診断用ワックスアップおよび仮想排列用模型．IOSで光学印象されてきたため，3Dプリント模型に再現し咬合器に付着した状態

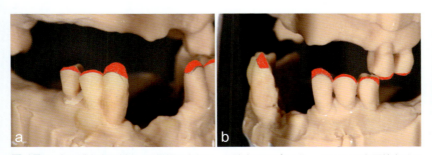

図17-a, b 残存歯の削合，形態修正を行い，口腔内でのプレパレーションの必要性をチェアサイドに伝えた

診断用ワックスアップによる診査・診断への関わり

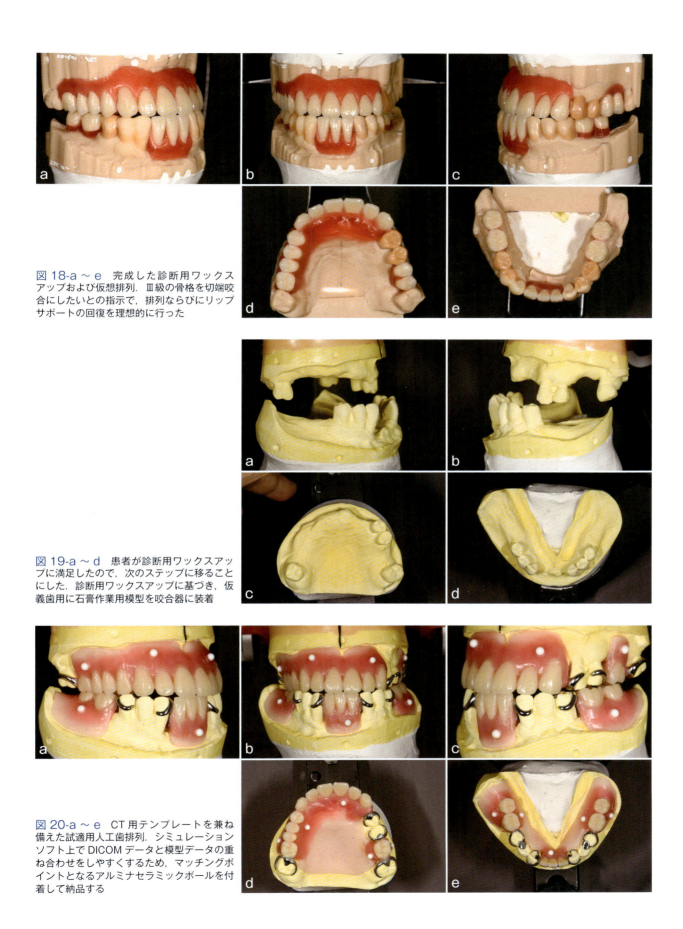

図18-a～e 完成した診断用ワックスアップおよび仮想排列．Ⅲ級の骨格を切端咬合にしたいとの指示で，排列ならびにリップサポートの回復を理想的に行った

図19-a～d 患者が診断用ワックスアップに満足したので，次のステップに移ることにした．診断用ワックスアップに基づき，仮義歯用に石膏作業用模型を咬合器に装着

図20-a～e CT用テンプレートを兼ね備えた試適用人工歯排列．シミュレーションソフト上でDICOMデータと模型データの重ね合わせをしやすくするため，マッチングポイントとなるアルミナセラミックボールを付着して納品する

31

Case2

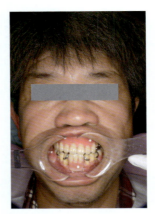

図21 口腔内にて排列位置, 正中, 患者の満足度を確認後, CT撮影を行う

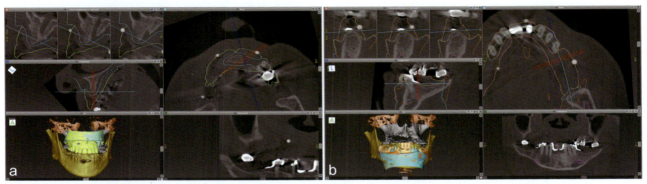

図22 シミュレーションソフトでCTテンプレートのSTLデータとDICOMデータをマッチングさせた状態. a：上顎. b：下顎

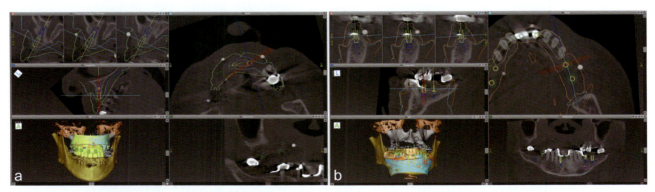

図23 インプラント設計シミュレーションを行った状態. a：上顎. b：下顎

おわりに

2つの症例を通じて, 診断用ワックスアップを用いた歯科技工士の診査・診断への関わりについて解説した. 最終上部構造の形態は, 当然ながら患者にとって納得のいくものでなければならない. 清掃性を踏まえ審美的かつ機能的な状況を構築するのも, すべてこの診査・診断の段階にかかっているといっても過言ではない. そのためには, 歯科技工士, 歯科医師, 歯科衛生士とそれぞれの立場で情報を出し合い, 1人1人の患者にあった治療方針をディスカッションし検討する必要がある.

Chapter 1　Knowledge & Communication

埋入手術に用いる
サージカルガイドの設計・製作

はじめに

　近年インプラント埋入に際し，埋入手術支援ガイドが多く使われるようになってきた．歯科用CTの活用が広がりを見せ，デジタルを駆使した3Dガイドの設計に歯科技工士が関わることも少なくない．本項では，サージカルガイドの設計・製作におけるポイントや注意点を紹介したい．

CT撮影用テンプレートの種類

　以前は『gonyX』（ストローマン）（図1）を使用してCT撮影用テンプレートを製作，シミュレーション後にそれをサージカルテンプレートに置き換えるよう，アナログで製作を行っていた．また，3Dガイドが主流になってきた頃からはアーチファクトが激しい症例に対してのみgonyXを応用し，DICOMデータとgonyXテンプレートを利用してリファレンスピンでのマッチングを行い，ガイドは3Dガイドを製作していた．しかし現在，ストローマン社はパーツ含めgonyXの販売を終了している．3Dガイドが主流になった昨今では，様々なアイデアを駆使して製作していかなければならない．

　筆者は全部欠損症例や多数歯欠損症例，残存歯のほとんどが補綴されている少数歯欠損症例など，口腔内の状況によってCT撮影用テンプレートの製作法は変えるべきだと考えている．CT撮影後のシミュレーションソフト使用時，DICOMデータと口腔内のSTLデータを正確にマッチングさせるためである．この作業でエラーが起きてしまえば，正確なシミュレーションはおろか手術時に使用する3Dガイド製作にも支障をきたす．いくつかのパターンに分けて製作法を紹介したい．

1. 現在の義歯（レジンのみ）に問題がないケース

　現在使用している義歯がレジンのみで製作されていて，適合および人工歯の排列が理想的な場合，ガッタパーチャやレジンなどの造影性のあるものを義歯の数カ所に装着し，それをCT撮影用テンプレートとして利用する．あわせてIOSにより，義歯表面，義歯内面，口腔内の粘膜面の光学印象を採得する（図2）．CT撮影後，シミュレーションソフトを使用し，造影性マッチングポイントを利用してDICOMデータと義歯のSTLデータの重ね合わせを行う（図3）．さらに，義歯内面STLデータと口腔内粘膜のSTLデータを重ね合わせる（図4）．これにより，DICOMデータと義歯のSTLデータ，口腔内粘膜のSTLデータが正確にマッチングされた状態となり（図5），インプラントシミュレーションが可能となる（図6）．

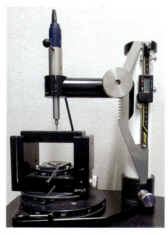

図1　ストローマン社の『gonyX』．現在は販売されていない

●現在の義歯（レジンのみ）に問題がないケース

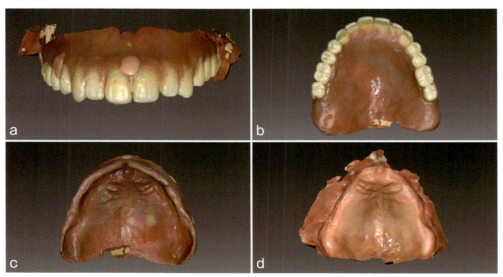

図2-a～d 現義歯および口腔内のIOSデータ．現義歯が最終上部構造に近い理想的なものであれば，造影性のあるガッタパーチャや造影性レジンなどを装着してCT撮影用テンプレートとして用いる

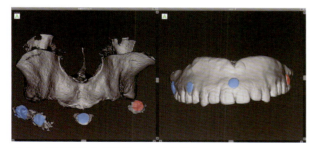

図3 CT撮影したDICOMデータと義歯のSTLデータを重ね合わせる

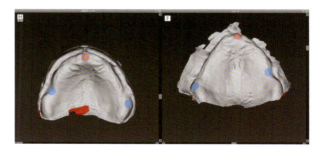

図4 義歯内面のSTLデータと口腔内粘膜のSTLデータを重ね合わせる

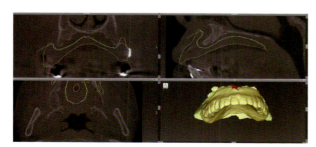

図5 DICOMデータ，義歯のSTLデータ，口腔内粘膜のSTLデータが正確にマッチングされた状態

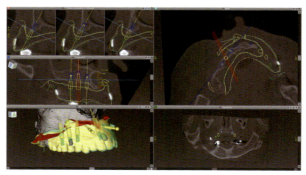

図6 インプラントシミュレーションの完了

●現在の義歯（金属床）に問題がないケース

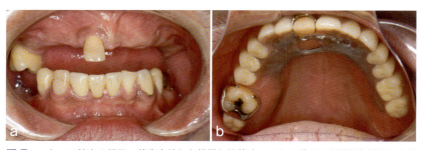

図7-a, b　口腔内の様子．義歯を外した状態と装着時．アナログでの上顎印象採得および義歯の複印象を行う

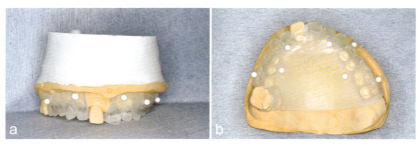

図8-a, b　コピーデンチャーに造影性のあるレジンやセラミックボールを装着してマッチングポイントとする．模型にはディンプルを付与する

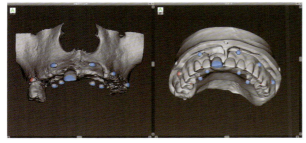

図9　マッチングポイントを利用し，CT撮影したDICOMデータとコピーデンチャーをセットした模型のSTLデータを重ね合わせる

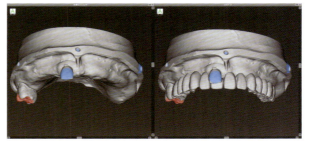

図10　模型のディンプルを利用し，コピーデンチャーをセットした模型のSTLデータと上顎模型STLデータを重ね合わせる

2．現在の義歯（金属床）に問題がないケース

現在使用している義歯が金属床を用いており，適合も人工歯の排列も理想的な場合，アナログでレジンのみのコピーデンチャーを製作するか，IOSで義歯の粘膜面・咬合面をスキャンし，3Dプリンターを使用してコピーデンチャーを製作する必要がある（図7）．そのコピーデンチャー上に造影性のあるレジンやセラミックボールなどを装着して，CT撮影用テンプレートとして利用す

る（図8）．模型には後にマッチングしやすいようにディンプルを付与しておく．

CT撮影後，造影性マッチングポイントを利用し，DICOMデータとコピーデンチャーをセットした模型STLデータの重ね合わせを行う（図9）．続いて，コピーデンチャーをセットした模型STLデータと上顎模型STLデータを，マッチング用に付与したディンプルを利用しマッチングさせる（図10）．こうしてDICOM

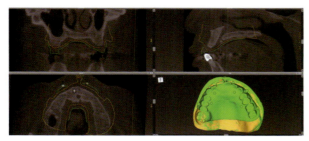

図11 DICOMデータ，コピーデンチャーをセットした模型，上顎模型が正確にマッチングされた状態

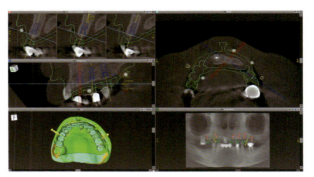

図12 インプラントシミュレーション

●問題のある義歯を使用しているケース

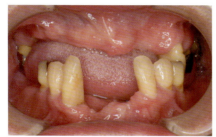

図13 口腔内の印象採得を行い，仮義歯用の模型を製作する

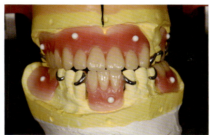

図14 排列試適のワックス歯肉上に造影性のあるレジンやセラミックボールを装着して，CT撮影用テンプレートとして用いる

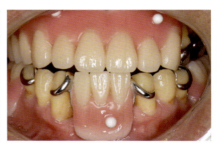

図15 口腔内試適を行い，排列に問題がないことを確認後，CT撮影へと進む

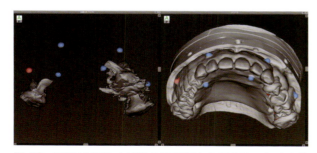

図16 口腔内試適した状態でCT撮影したDICOMデータと排列した模型STLデータを重ね合わせる

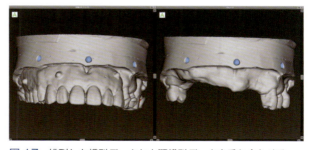

図17 排列した模型データと上顎模型データを重ね合わせる

データとコピーデンチャー模型，上顎模型が正確にマッチングされた状態で（図11），インプラントシミュレーションを行う（図12）．

3．問題のある義歯を使用しているケース

現在使用している義歯が不適合，あるいは人工歯排列が理想的ではない全部欠損症例や多数歯欠損症例の場合，通常通り，印象採得・咬合採得を経て人工歯排列試適を行う（図13）．

人工歯排列が理想的な位置と判断された場合，そのワックス義歯上に造影性のあるレジンやセラミックボールなどを装着して，CT撮影用テンプレートとして利用する（図14，15）．

CT撮影後はDICOMデータと排列模型データ，上顎模型データを正確にマッチングさせ，インプラントシミュレーションを行う（図16〜19）．

埋入手術に用いるサージカルガイドの設計・製作

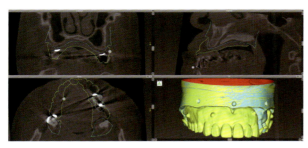

図18 DICOMデータ, 排列模型データ, 上顎データが正確にマッチングされた状態

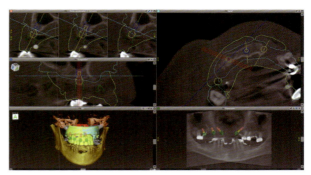

図19 インプラントシミュレーション

●補綴歯の多いケースなど

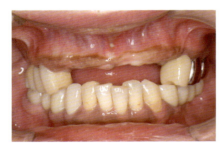

図20 口腔内の印象採得を行い, CT撮影用テンプレートのための模型を製作する

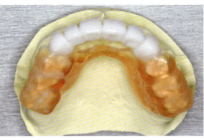

図21 人工歯部分を造影性のあるレジンで再現し, 口腔内でずれないようなCT撮影用テンプレートを製作する

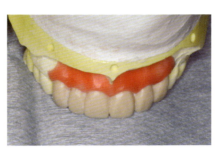

図22 欠損部に診断用ワックスアップを行い, 模型にはマッチング用のディンプルを付与しておく

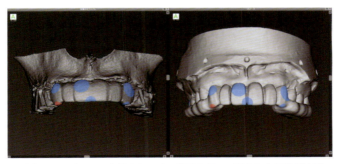

図23 テンプレートを使用してCT撮影を行い, 得られたDICOMデータと模型のSTLデータを, 人工歯部分を利用して重ね合わせる

4. 補綴歯の多いケースなど

　残存歯のほとんどが補綴されている少数歯欠損症例や, 段階法で既に骨造成が行われており正確なボーンアンカードブリッジ形態を再現したい場合, 理想的なワックスアップを行い, 造影性レジンにより歯牙の再現を行う. 口腔内で正確な位置に固定できるように, 透明なレジンやプラスチックを使用し人工歯を固定し, CT撮影用テンプレートとして利用する (図20～22).

　テンプレートを使用してCT撮影を行い, 得られたDICOMデータと模型STLデータを, 人工歯部分を利用して重ね合わせる (図23). さらに, 診断用ワック

37

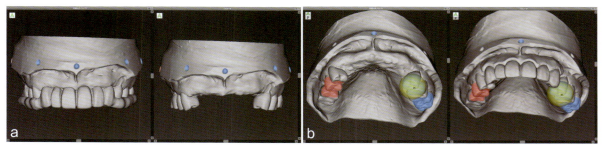

図24-a, b　診断用ワックスアップのデータとCT撮影用テンプレートの模型データを，ディンプルを利用して重ね合わせる

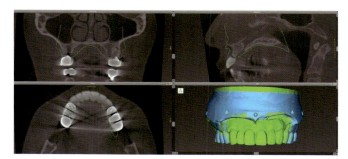

図25　DICOMデータ，診断用ワックスアップ，上顎欠損模型が正確にマッチングされた状態．粘膜のボリュームや人工歯の位置などが再現されている

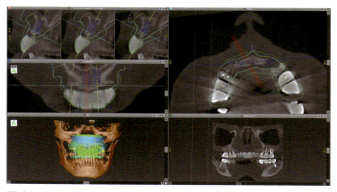

図26　インプラントシミュレーション

スアップデータとCT撮影用テンプレート模型のデータを，マッチング用ディンプルを利用して重ね合わせる（図24）．

この作業によりDICOMデータと診断用ワックスアップ，上顎欠損模型が正確にマッチングされ，粘膜のボリュームや人工歯の位置などが正確に再現できる（図25）．このデータを用いてインプラントシミュレーションを行う（図26）．

埋入手術に用いるサージカルガイドの設計・製作

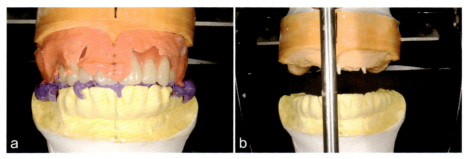

図 27-a, b　チェアサイドにて仮義歯を使用し，印象採得と咬合採得を同時に行い咬合器にマウントする

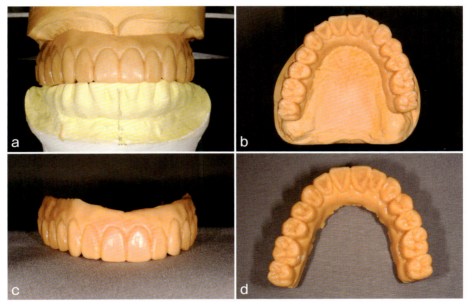

図 28-a～d　診断用ワックスアップ

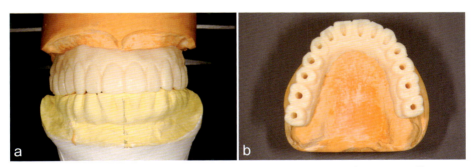

図 29-a, b　診断用ワックスアップを複製し，造影剤入りのスキャンテンプレートに置き換える

3D ガイドの製作

　前述のように，DICOM データと現義歯や診断用ワックスアップのデータ，そして欠損模型データが正確にマッチングできてはじめて，正確なインプラントシミュレーションが可能となる．そして，口腔内でずれない正確なサージカルテンプレートが製作でき，精密なインプラント埋入手術につながる．図 27～42 に上顎インプラントブリッジの患者に対し，埋入手術用の 3D ガイドを製作した際のステップを示す．

39

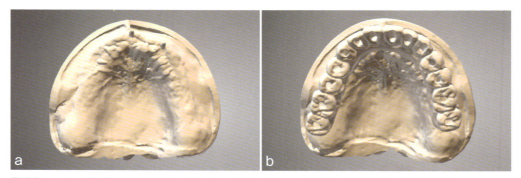

図30-a，b　無歯顎模型のSTLデータとスキャンテンプレートを装着したSTLデータを採得する

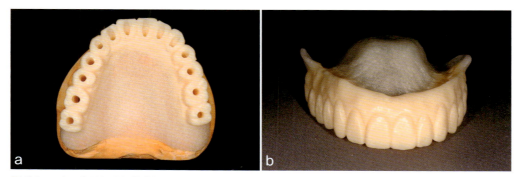

図31-a，b　歯牙部分と粘膜部分の違いがCT撮影後にわかりやすくなるように，口蓋部分を造影剤の濃度を変えた材料で回復する

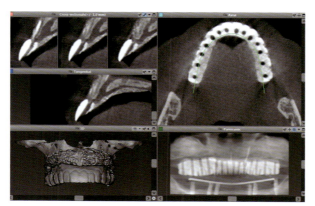

図32　テンプレートを用いてCT撮影後，シミュレーションソフトに取り込んだDICOMデータ

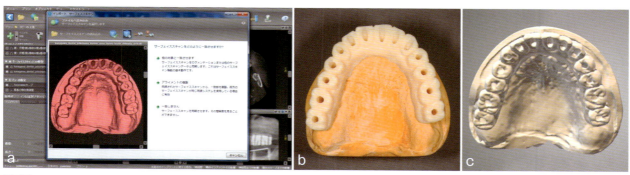

図33-a～c　DICOMデータとスキャンテンプレートを装着した模型のSTLデータを重ね合わせる

埋入手術に用いるサージカルガイドの設計・製作

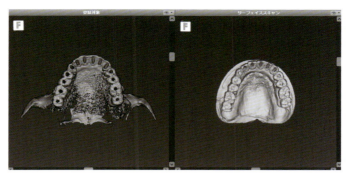

図 34 サーフェススキャン画面

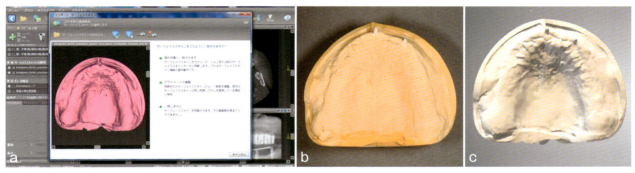

図 35-a〜c DICOM データとスキャンテンプレートを装着した模型の STL データの重ね合わせが終了したら，無歯顎模型の STL データを重ね合わせる

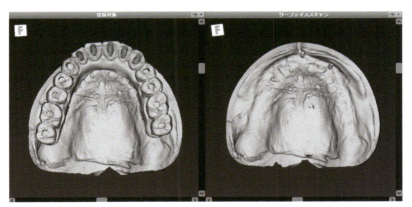

図 36 スキャンテンプレートを装着した STL データと無歯顎模型の STL データ同士を重ね合わせる

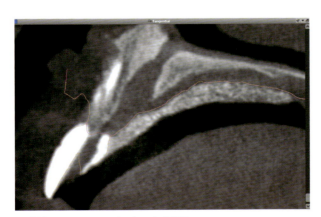

図 37 2つの STL データの合成結果

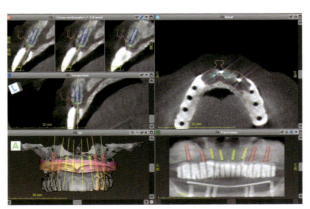

図 38 インプラント埋入シミュレーション

41

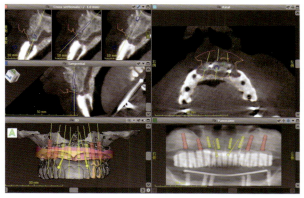
図 39 アンカーピンの設計

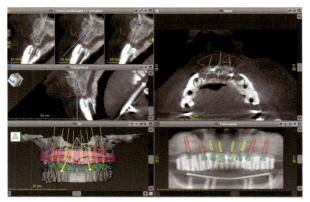
図 40 T スリーブの設計

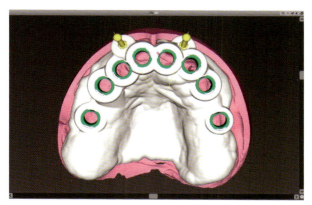
図 41 デジタルドリルガイドの設計

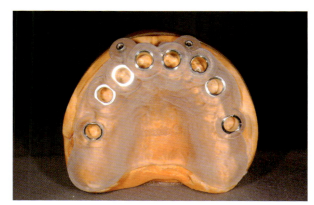
図 42 完成した 3D ガイド

おわりに

　診断用ワックスアップに基づきトップダウントリートメントで治療を計画するうえで，DICOM データと STL データを重ね合わせてシミュレーションソフトを用い，完成形をイメージしながら埋入計画を立てるのは歯科医師の仕事である．しかし，この時点で情報を共有しながらチェアサイドとラボサイドが十分な時間をかけてディスカッションすることで，多くの課題や方針が明確になる．なぜなら，どのような材料を使用し，どのような形態の上部構造を設計し，どのような計画で進めていけば良いかなどの情報が，シミュレーションから見えてくるからである．さらに，シミュレーションを基にサージカルガイドを製作することで，適切な位置に正確な埋入を行うことも可能となる．

　近年の材料や製作システムの進化は目まぐるしい．日に日にシステム等がアップデートされ，新製品が登場している．そのような中，上部構造製作にまつわる材料の選択や設計等に関して，歯科医師がすべてを理解し決定していくことは不可能に近い．製作にあたるラボサイドの知識と対応によりアナログ技工とデジタル技工を融合し，個別のケースに合わせた上部構造を製作することが重要である．

　失敗なくエラーを最小限に抑えることが，ストレスなく計画通り治療を進めることにつながる．最終形態を事前にイメージすることが非常に重要であり，そのイメージをチェアサイドと共有することによって円滑に治療が進み，患者との信頼関係が築ける．

Chapter 1　Knowledge & Communication

最終上部構造の製作を見据えた
プロビジョナルレストレーション

プロビジョナルレストレーションの役割

　インプラント治療においては，一口にプロビジョナルレストレーションと言っても，抜去後すぐに装着するインプラント埋入前のプロビジョナルレストレーション，インプラント埋入後からオッセオインテグレーション獲得までの期間に装着するプロビジョナルレストレーション，最終補綴装置となる上部構造の製作を踏まえた歯肉貫通部の形態を重視したプロビジョナルレストレーションなど，各ステップに応じて役割が異なる．また，製作部位が審美領域かどうかや，単独歯，複数歯，全顎といった治療範囲によっても，それぞれの症例に応じて製作方法が必然的に変わってくる．

　もちろんここでも，歯科医師との十分なコミュニケーションが重要となることは言うまでもない．また，骨造成中や結合組織移植直後には刺激や圧力は当然掛けられないため，原則として粘膜には触れないようにする必要がある．

審美領域におけるプロビジョナルレストレーション製作

　抜去後早期埋入を行う場合，抜去した部分が欠損した状態のままでは審美性に欠けるため，単独歯ではシェルテックや接着性ブリッジ，複数歯では義歯タイプのプロビジョナルレストレーションを装着する．また隣在歯が補綴歯で同時に治療する場合には，支台歯と連結したポンティックの形態にし，反対側はシェルテックと同様接着処置となる．

　シェルテックは両隣接歯に接着する場合が多く，天然歯の場合はエッチング，ボンディング処理を経て接着するため，外して接着するたびに隣接部のレジンセメントを削り取ることとなり，最終的な欠損部の近遠心幅径が広くなる傾向にある．そのためシェルテックを外す作業は注意深く行う必要がある（図1）．

　接着性ブリッジは舌側面にウイングを付与するため，上顎においてはⅡ級関係以外の場合には，咬合している部分を避けて製作が可能だが，Ⅱ級関係の咬合様式の場

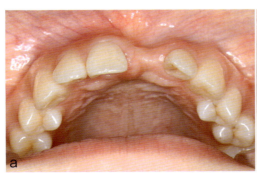
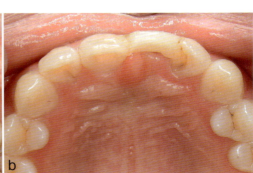

図1-a, b　シェルテック

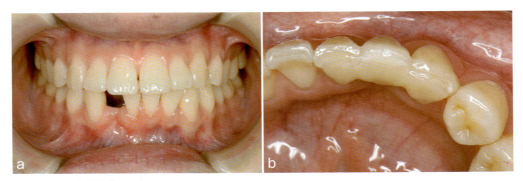

図2-a, b　接着性ブリッジ

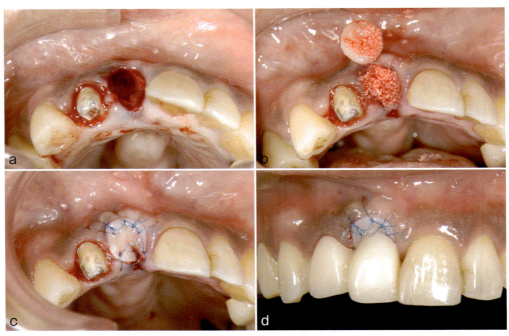

図3-a～d　支台歯との連結歯

合は製作することが困難な場合が多い（図2）．

　義歯タイプはインプラント埋入後の粘膜に負荷を掛けてしまうため，内面を大きく削り取るか，粘膜に当たらないようにしておく必要がある．

　支台歯と連結する場合は，片側のみで支えることになるため十分な連結強度を確保することが求められる．必要に応じて反対側に接着処理を求める場合がある（図3）．

　また，審美領域症例においてはインプラント埋入後の治癒期間における審美面も当然考慮するが，最終上部構造の成功を左右する軟組織の保護のほうがより重要となる．

最終上部構造の製作を見据えたプロビジョナルレストレーション

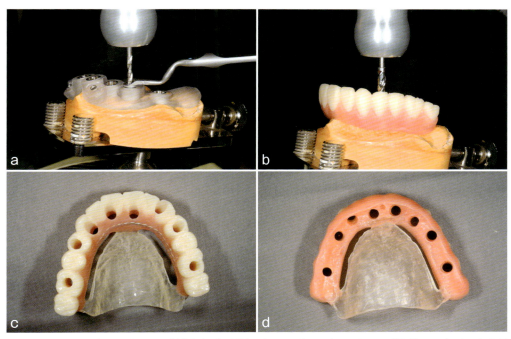

図4-a〜d　3Dガイドに沿って，製作したプロビジョナルレストレーションにテンポラリーアバットメントが入るスペースを確保しておく

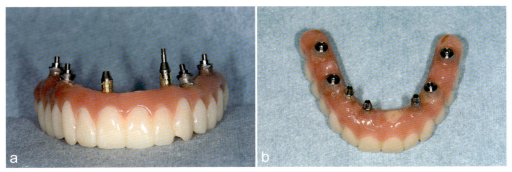

図5-a, b　a：テンポラリーアバットメントと事前に製作しておいたプロビジョナルレストレーションを口腔内にてレジンで止める．b：チェアサイドで修正した状態

埋入後即時負荷症例における プロビジョナルレストレーション

　埋入後即時負荷の場合，埋入と同時にプロビジョナルレストレーションをインプラント体に連結固定し，歯肉貫通部の形態も同時にコントロールする．少数歯欠損であれば，埋入後にインデックスガイドを用いてインプラント体の位置を模型上にトランスファーし，チェアサイドでプロビジョナルレストレーションを製作することが可能である．多数歯欠損症例においては，事前にプロビジョナルレストレーションを製作しておく必要がある．3Dガイド製作時にあわせて製作する方法などが有効である（図4, 5）．

45

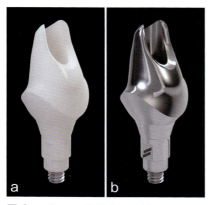

図6-a, b　a：高強度HIPジルコニアカスタムアバットメント．b：チタン合金カスタムアバットメント

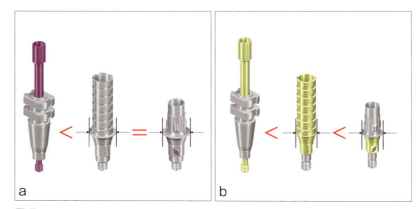

図7-a, b　RC（a）およびNC（b）の印象用ポスト，テンポラリーアバットメント，バリオベース各フィニッシュラインの幅の比較．印象用ポストはフィニッシュラインがないのに対してテンポラリーアバットメント，バリオベースはRCで4.5mm，NCにおいてはテンポラリーアバットメント3.5mm，バリオベース3.8mmとなっている．これは最終的にジルコニアの厚み0.6mmを確保するための設計である．したがって，最終上部構造の形態を踏まえ，プロビジョナルレストレーションの段階で同じ太さで製作しておく必要がある

オッセオインテグレーション獲得後に装着するプロビジョナルレストレーションの製作

オッセオインテグレーション獲得後のプロビジョナルレストレーションにおいては，最終的に装着する上部構造の形態を考察するのが重要なのはもちろん，歯肉貫通部の形態をコントロールすることも大きな目的の1つである．特に前歯部においては，①極端に唇側に広がるような圧力を与えない，②最終上部構造を装着する際，歯肉ラインは歯頸部方向に押す力により決定するため，この段階では歯肉スペースに余裕を持たせて歯冠部を少し短めに設定しておく，③唇側歯肉の厚みを十分に確保する，④最終上部構造の厚みを考慮する，といった配慮が求められる．

ジルコニアのスクリューリテイン，ジルコニアアバットメントで製作するセメントリテイン共に十分な強度が必要となる．チタンベースを使用せずジルコニア単体とした高強度HIPジルコニアの場合には，硬度の差でインプラント体内部がマイクロムーブメントにより削れ，チタンの粉がメタルタトゥーの原因になると言われている．また，インターナルに入る部分のジルコニアが破折しやすいとの報告もある．一方，チタン合金によるカスタムアバットメントは強度に優れるが，歯肉が薄い場合等にディスカラーレーションを生じやすい．陽極酸化処理等によりゴールド色やピンク色にする等の工夫が必要となる（図6）．

チタンベースを用いたジルコニアスクリューリテイン，ジルコニアアバットメントの場合には，チタンベースの最低厚みや接着面積，ジルコニアの最低厚み等が関わってくるため，破折の原因となるような無理な設計は避けるべきである．ボーンレベルの場合は原則的に，歯肉貫通部を審美性や清掃性を踏まえた理想的な形態にするために，テンポラリーアバットメントを用いたスクリューリテインタイプのプロビジョナルレストレーションを製作する必要がある．しかし，印象用ポストとテンポラリーアバットメント，チタンベース等のフィニッシュラインの寸法が異なるため（図7），歯肉貫通部の形態やチタンベースのカフの長さ等を考慮したうえでの製作が求められる（図8～10）．

臨床において，プロビジョナルレストレーションの形態に合わせるように，チタンベースのフィニッシュラインを削り取るといった手法が散見される．しかしながら，フィニッシュラインの幅は最終上部構造のジルコニアの

最終上部構造の製作を見据えたプロビジョナルレストレーション

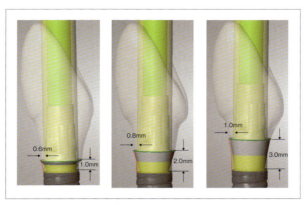

図8 チタンベースとジルコニアアバットメントを使用した最終上部構造．カフの深さの違いにより，歯肉を押し広げられる部分が異なってくる．プラットフォーム付近はなるべくストレートに近くすることが望ましく，ジルコニアの最低厚み0.6mmは確保したい．そのため埋入深度にも左右されるが，カフ2.0mm以上が理想的と考えている

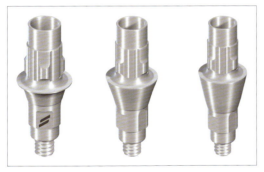

図9 RCバリオベースのカフの違い．左から1.0mm，2.0mm，3.0mm

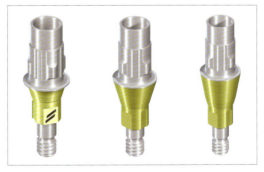

図10 NCバリオベースのカフの違い．左から1.0mm，2.0mm，3.0mm

強度を確保するためのものである．そのため本来は，逆にチタンベースのフィニッシュラインを考慮したうえで，プロビジョナルレストレーションを製作しておくべきである．

理想的にはカスタムチタンベースを製作し，歯肉貫通部の細く強度が必要なインプラントプラットフォーム付近はチタンで設計し，ジルコニアと接着する部分は最終的な上部構造全体の2/3程度の長さにすることで接着面積や十分な強度が確保できる．フィニッシュラインの部分はジルコニアの最低厚みを確保して設定することが望ましい．現時点では時間とコストがより多く掛かってしまうため，メーカーやミリングセンターには今後の対応に期待したい．

プロビジョナルレストレーションは上述したように最終設計も踏まえた厚みが必要になるため，それを考慮した形態で製作する．この時点でもチェアサイドとの情報共有が必要である．他にも，装着後貧血帯が消えない場合には，プロビジョナルレストレーションの形態を必要

47

● 1) 単冠症例

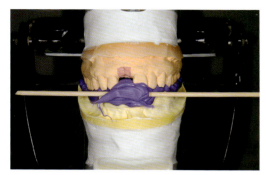

図11 1|の歯根破折によりインプラント治療を行う症例．印象より製作した模型を咬合器へマウントする

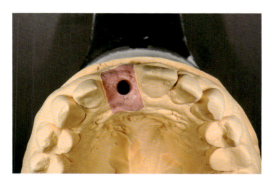

図12 作業用模型

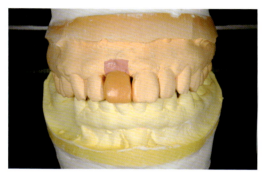

図13 フルカントゥアのワックスアップを行う．CADによるデザインも当然可能だが，細かい歯肉貫通部の形態を確認するためにはアナログでの作業が適していると考えている

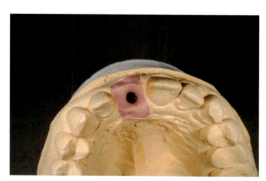

図14 フルカントゥアワックスアップのジンジバルラインを基準に歯肉貫通部の形態を調整する

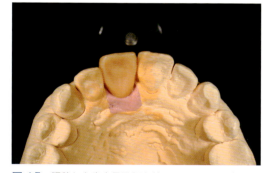

図15 調整した歯肉貫通部を基に，ワックス形態を整える

以上に調整するのではなく，歯肉貫通部内面で調整してもらうことが重要である．この操作が後の最終上部構造やアバットメントの強度，歯肉退縮等の問題への対応につながる．

実際に，1|単冠症例（図11〜19）と上顎ボーンアンカードブリッジ症例（図20〜33）において，オッセオインテグレーション獲得後にプロビジョナルレストレーションを製作した際のステップを示す．

最終上部構造の製作を見据えたプロビジョナルレストレーション

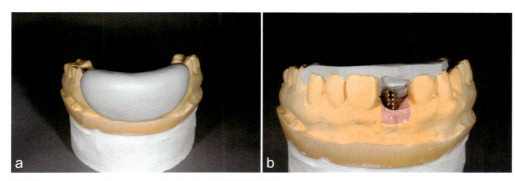

図16-a, b　ハードシリコーンでインデックス採得を行う

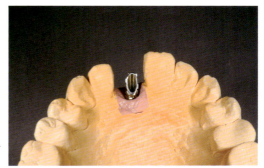

図17　インデックスを参考にチタンベースを調整する

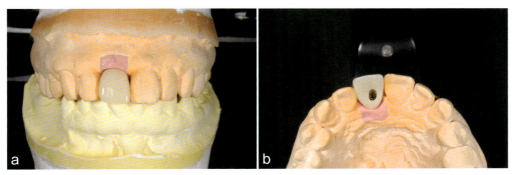

図18-a, b　CAD/CAMによりPMMAを加工する．チタンベースと接着させ，研磨して完成

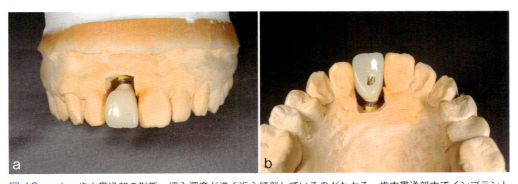

図19-a, b　歯肉貫通部の形態．埋入深度が浅く近心傾斜しているのがわかる．歯肉貫通部内でインプラントから歯冠部まで移行するにはいくつか注意すべきポイントがある．近遠心部が張り出すことによる歯肉圧迫は歯間乳頭を確保する意味でもある程度許容できるが，唇側への歯肉圧迫は歯肉のバイオタイプにもよるものの極力避けたい．また，最終上部構造用カスタム印象コーピング等の刺激により，歯肉がリセッションしてしまうと元に戻すのにリスクが高くなる．最終上部構造製作時に反対側歯肉ラインと正確に合わせるため，この時点では反対側よりも歯肉ラインを短めに設定しておく

●上顎ボーンアンカードブリッジ症例

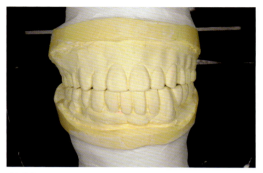

図20 上顎ボーンアンカードブリッジの製作．上顎に仮義歯，下顎にプロビジョナルレストレーションが装着された状態のスタディモデルを咬合器にマウントする

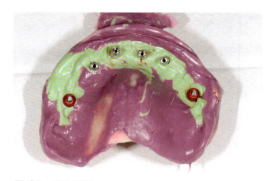

図21 印象採得

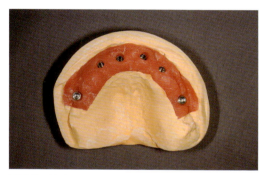

図22 通法に従い模型を製作する

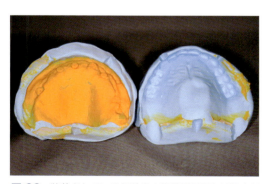

図23 装着されている仮義歯の複模型用印象採得を行う

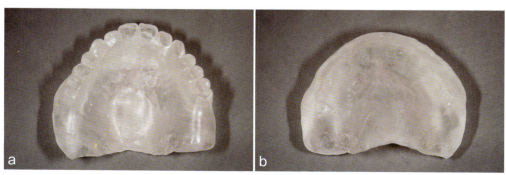

図24-a，b 複模型用印象に透明レジンを流し込み，仮義歯の形態を複製する

最終上部構造の製作を見据えたプロビジョナルレストレーション

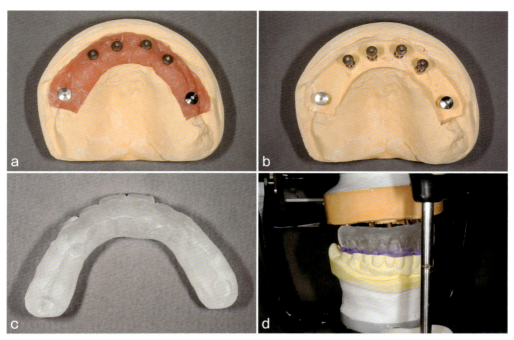

図25-a～d　a：模型に口腔内と同じヒーリングアバットメントを装着．b：ガムシリコーンを外し，ヒーリングアバットメント上に適合するのを確認．c：ヒーリングアバットメントを基準にフレーム形態に修正．d：咬合器マウント

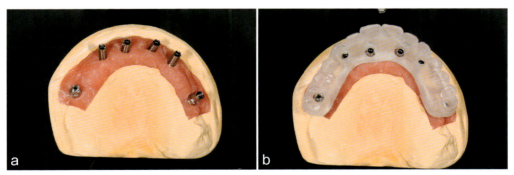

図26-a, b　ヒーリングアバットメントからチタンテンポラリーアバットメントに置き換える

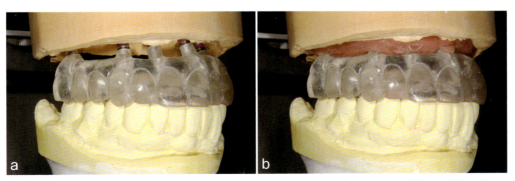

図27-a, b　a：咬合器上でチタンテンポラリーアバットメントと透明レジンフレームを合着．b：ガムシリコーンを模型に戻し，レジンフレームを調整

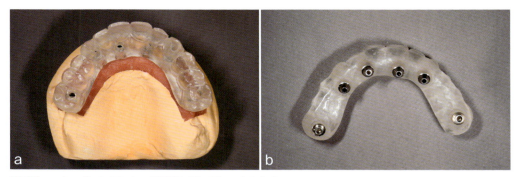

図28-a, b　ボーンアンカード透明レジンフレームの完成

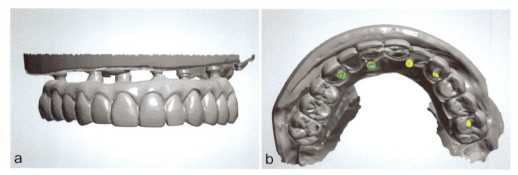

図29-a, b　口腔内試適後，修正箇所があれば調整したうえでダブルスキャンを行い，PMMAを加工する

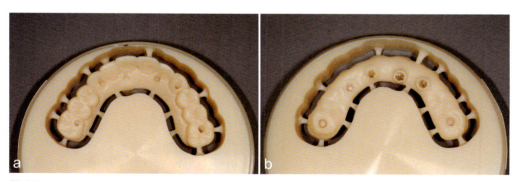

図30-a, b　ミリング加工したPMMAディスク

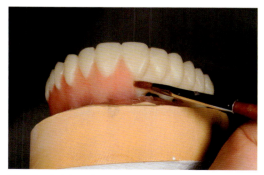

図31　歯肉部分をピンクレジンで築盛

最終上部構造の製作を見据えたプロビジョナルレストレーション

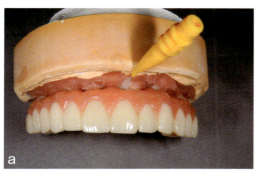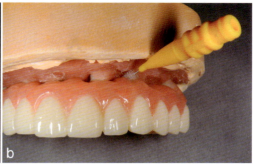

図32-a, b　プロビジョナルブリッジに合わせて歯肉を調整していくため、清掃性のコントロールが重要となる。模型上で歯間ブラシを用いて適正な清掃スペースが確保されているかを確認する

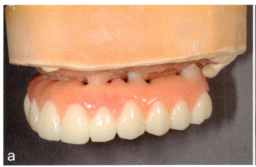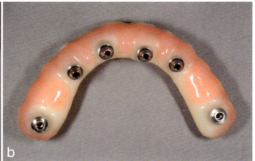

図33-a, b　テンポラリーアバットメントを接着して完成

おわりに

　プロビジョナルレストレーションは、最終上部構造を装着後長期にわたり過酷な口腔内環境において使用するために、上部構造だけでなく生体すべてにおける準備を行う重要な段階である。最終上部構造製作を見据えた設計に基づいた材料、パーツの選択、長期安定を目指した歯肉貫通部の形態付与、清掃性を重視した歯肉粘膜の形態付与、もちろん咬合を考慮した機能面を含め審美性に至るまですべてを、チェアサイドと密に情報共有し作り上げていく。

　最終上部構造は、このプロビジョナルレストレーションで培った様々な要素を分析し形態に落とし込み、それをトランスファーして製作する。そのためプロビジョナルレストレーションの段階をないがしろにしては、最終的な治療の成功は得られないと強く感じている。患者を含めたチーム全体で、治療が後戻りしてしまうようなストレスのない最終上部構造装着を行うことを目指し取り組んでいく必要がある。

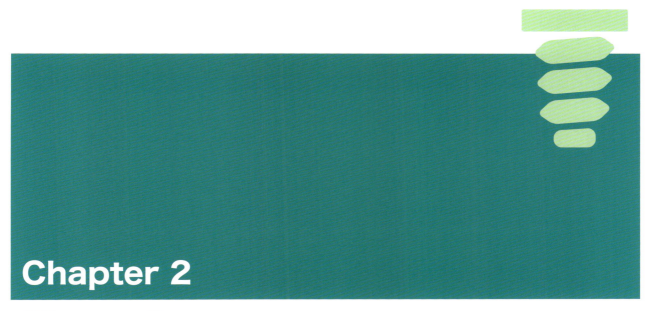

Chapter 2
Design & Technique

Chapter 2　Design & Technique

前歯部単冠症例

はじめに

　審美領域の前歯単冠上部構造製作にあたり，この時点で初めて個々のケースをどのように製作するかを悩み試行錯誤することは極力避けなければならない．インプラント埋入深度や角度はすでに決定されており，それにより歯冠形態の許容範囲が制限される．また，軟組織も審美性を重視し，清掃しやすいような形態に大きく変更することは困難であることも理由である．そのために事前に設計・使用する材料等の治療計画を基にインプラント埋入を行い，歯冠形態・軟組織の形態を，治療ゴールを見据えプロビジョナルレストレーションによってチームとして仕上げていく．そこで培った形態と経験を最終上部構造に移行していくことが重要である．

前歯部の上部構造製作で留意するポイント

　審美領域の前歯単冠上部構造製作において留意するポイントは，プロビジョナルレストレーションで培った歯肉貫通部形態，歯冠形態を基本的にそのままトランスファーすることである．唯一変更する点は，プロビジョナルレストレーション時にあえて反対側歯肉ラインより若干短めに設定しておいた歯頸ラインを，正確に反対側に合うような形態とすることであり，唇側方向には決して押さず，歯根側方向にのみ上下的に押すことで最終的な審美的な歯頸ラインを作り出すのが重要である．材料的にはプラークが付きづらい材料で歯肉粘膜に接するよう設計し，かつ十分な強度を有し審美的に製作する必要がある．

B.O.P.T. コンセプトについて

　近年，歯頸ラインの不調和を改善するための方法として，Dr. Ignazio Loi の提唱する B.O.P.T.（Biologically Oriented Preparation Technique；生物学的形成テクニック）コンセプトが広まっている（B.O.P.T. は Dr. Ignazio Loi による登録商標）．B.O.P.T. コンセプトでは，プロビジョナルレストレーションに新しいセメントエナメルジャンクション（PCEJ）の形態を付与し，意図的にジンジテッジ手順により出血を促す．そして血餅の形成はプロビジョナルレストレーションの歯肉縁下形態に導かれ，歯肉組織の生物学的反応を引き起こし，PCEJ の形態に沿って歯肉を成長させるテクニックである．固定性補綴修復に応用ができるとし，適応は天然歯・インプラント上部構造を問わないとされている．

　筆者は 2017 年 9 月，sweden & martina 社（イタリア・パドヴァ市）において Dr. Ignazio Loi による B.O.P.T. の研修に参加する機会に恵まれ，臨床にもこのコンセプトを取り入れている．もちろん本手法は，歯科医師と歯科技工士が共通認識を持ったうえで行う必要がある．

　本項では，B.O.P.T. コンセプトに基づき上顎中切歯のインプラント治療を行った 2 症例を紹介する．

Case1 歯頸ラインの不調和を改善したセメントリテイン症例

　患者は52歳の女性．近医にて <u>1</u>」の歯周治療を行い固定していたが，予後も良くないことからインプラント治療を希望され来院．セメントリテインのインプラントによる治療を行った（外科担当：児玉利朗先生，補綴担当：西村允貴先生）．

表　局所的診査

<口腔内の診査>
口腔清掃状態　　：PCR20％
う蝕の有無　　　：なし
歯周疾患の有無　：臼歯部の一部に4mmのプロービングポケットデプスを認める

<顎関節・咬合診査>
咬合状態　　　　：Eichnerの分類：A1，Angle Ⅰ級
咬合ガイド　　　：犬歯誘導
顎位　　　　　　：垂直的・水平的に安定
パラファンクションの有無：なし
関節雑音　　　　：なし
顎関節痛　　　　：なし
咀嚼筋圧痛　　　：なし

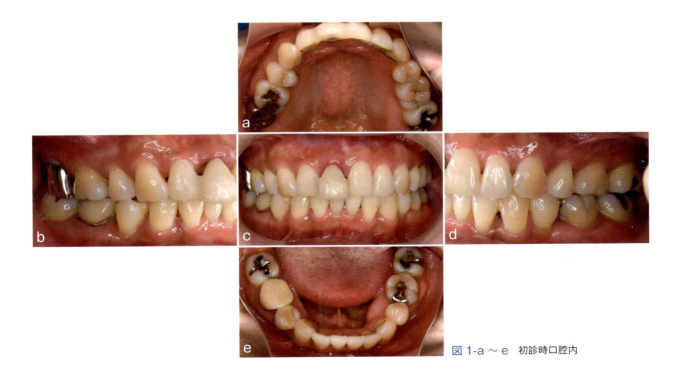

図1-a～e　初診時口腔内

Case 1

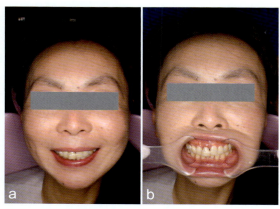

図 2-a, b 初診時顔貌写真

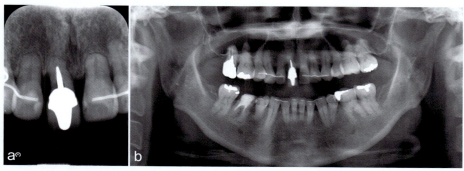

図 3-a, b 初診時 X 線写真

図 4 初診時歯周組織検査

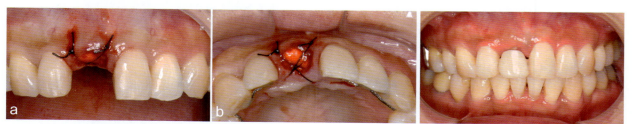

図 5-a, b 1̲ を抜歯．ソケットプリザベーション

図 6 ダイレクトボンディング法によるプロビジョナルレストレーション

前歯部単冠症例

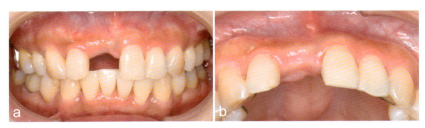

図7-a, b 抜歯4カ月後

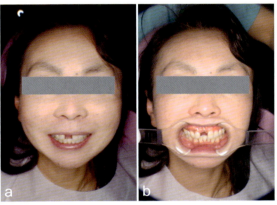

図8-a, b 抜歯4カ月後の顔貌写真

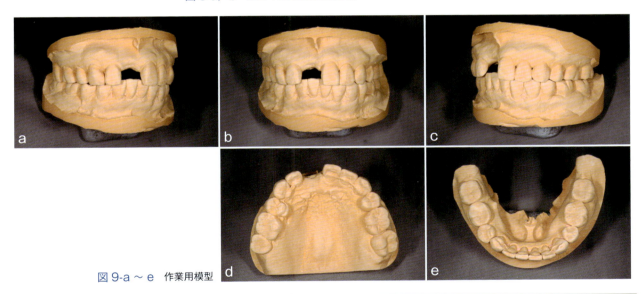

図9-a〜e 作業用模型

・1|, |1 の近遠心幅径が違うので，|1 近心にアディショナルベニアもしくは充填して幅径を合わせたワックスアップをします．
・1| 歯肉吸収が激しいので，歯肉移植を踏まえてワックスアップします．

図10 スライド形式でチェアサイドへのコメントを伝える

・1|, |1 の近遠心幅径が違うので，|1 近心にアディショナルベニアもしくは充填して幅径を合わせたシミュレーションをしています．
・1| 歯肉吸収が激しいので，歯肉移植を踏まえたシミュレーションをしています．

図11 口腔内写真による画像シミュレーション

Case 1

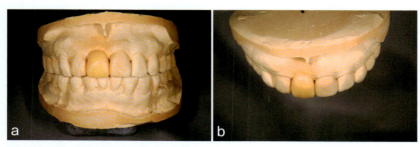

図 12-a, b 診断用ワックスアップ（歯牙のみ）

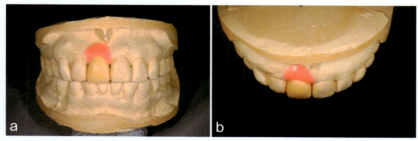

図 13-a, b 診断用ワックスアップ（歯肉回復）

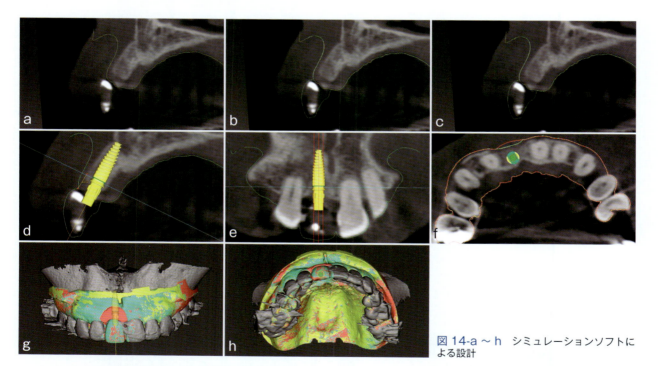

図 14-a〜h シミュレーションソフトによる設計

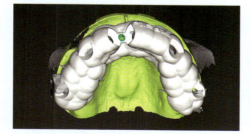

図 15 3Dガイドの設計

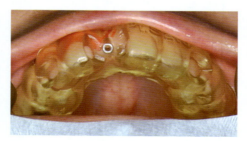

図 16 3Dガイドによる埋入手術

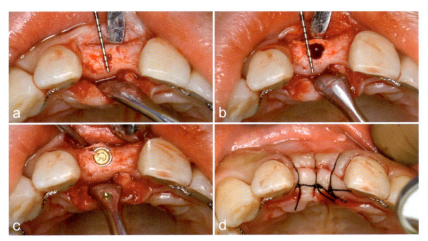

図17-a〜d　a：1|部にGlide hole drill φ1.3mmにて起始点を形成．b：1|相当部にマイクロオステオトームおよびボーンスプレッダーにてリッジエクスパンションを行う．通法に従ってドリリングしインプラント窩を形成．c：Straumann BLT φ3.3-10mmを埋入（15N），封鎖スクリュー0mmを締結した．d：1|相当部唇側面にテルプラグSを填塞し，合計3糸縫合し，止血を確認後終刀

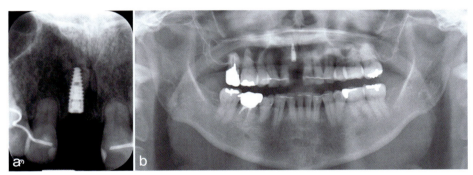

図18-a, b　インプラント埋入手術直後のX線写真

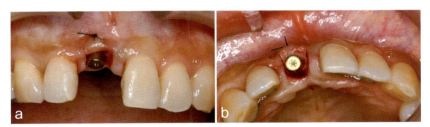

図19-a, b　2次手術（ロール法併用）

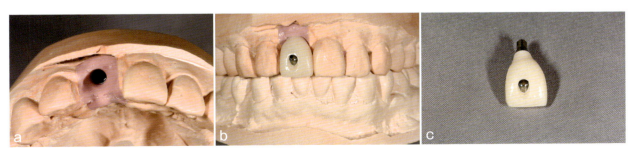

図20-a〜c　通法に従いプロビジョナルレストレーション製作

Case 1

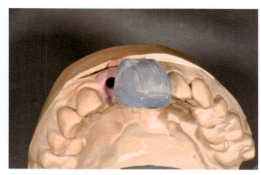

図21 1| 近心部歯冠幅径調整のための口腔内CR充填用のメモジルコアを採得

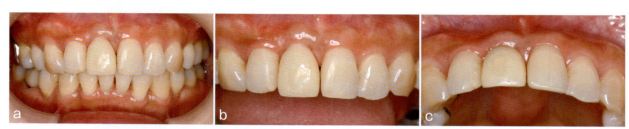

図22-a〜c プロビジョナルレストレーション口腔内装着．同時に内面上皮のジンジテッジを行う

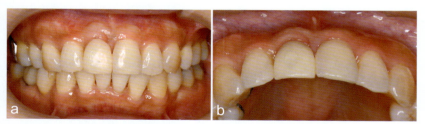

図23-a,b 7カ月後所見．再度ジンジテッジを行い経過観察

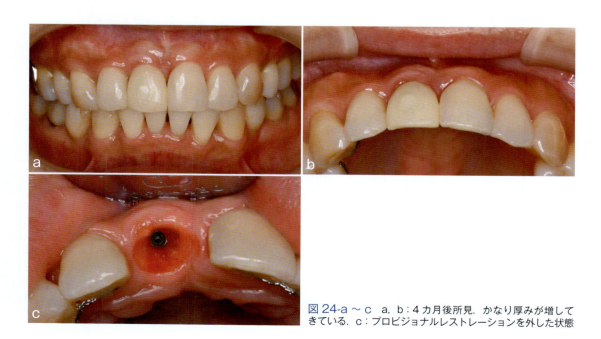

図24-a〜c a,b：4カ月後所見．かなり厚みが増してきている．c：プロビジョナルレストレーションを外した状態

前歯部単冠症例

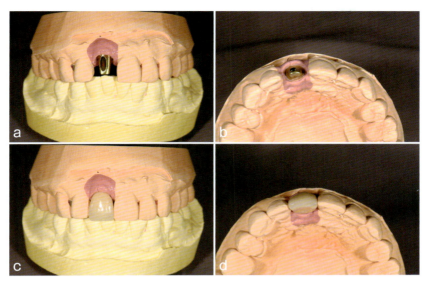

図25-a～d　a, b：カスタムインプレッションコーピングにより歯肉貫通部の印象を再現し，カスタムアバットメントを製作．c, d：セメントリテインジルコニア上部構造を製作

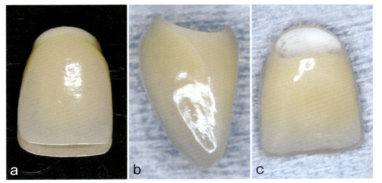

図26-a～c　ジルコニアクラウンにセメントエナメルジャンクションの形態を付与

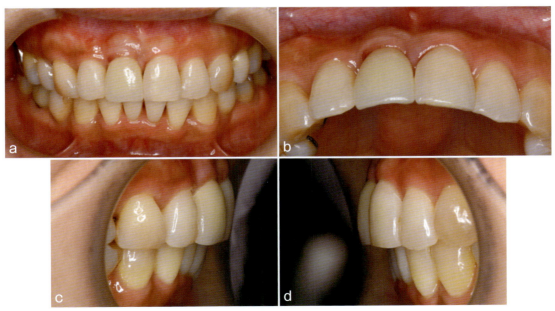

図27-a～d　上部構造装着

63

Case1

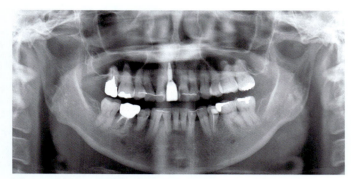

図28 上部構造装着後パノラマX線写真

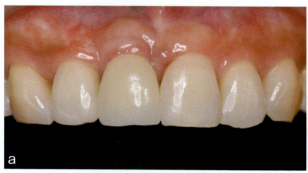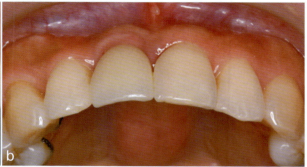

図29-a, b 上部構造装着1カ月後経過観察

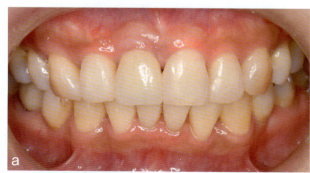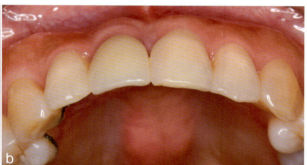

図30-a, b 上部構造装着2カ月後経過観察

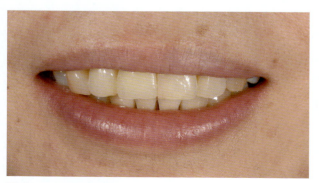

図31 スマイル時の状態

Case2 カスタムアバットメントを活用したスクリューリテイン症例

　患者は47歳の女性．1|の単冠インプラントおよび|1 クラウンによる治療を行う．B.O.P.T. を行ううえで，スクリューリテインのプロビジョナルレストレーションでは歯肉の厚みの確保が難しい症例が存在する．そうしたケースにおいては，天然歯に用いるバーティカルプレパレーションと同形態のカスタムアバットメントを装着し，その上にプロビジョナルレストレーションを製作することにより，問題を解決できる可能性が高くなる（担当歯科医師：小島康佑先生）．

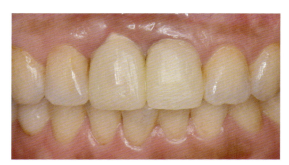

図32　スクリューリテインのプロビジョナルレストレーション．歯肉縁下形態を変えたくても，テンポラリーアバットメントが透けておりこれ以上は調整ができず，歯肉の厚みの確保が難しい

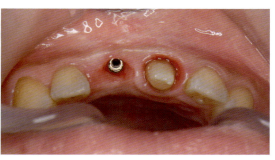

図33　プロビジョナルレストレーションを外した状態．唇側歯肉の厚みを確保するには，カスタムアバットメントで|1 と同じ角度にバーティカルプレパレーションした形態に製作する必要がある

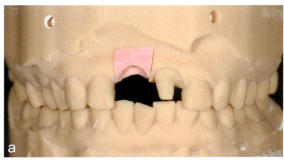

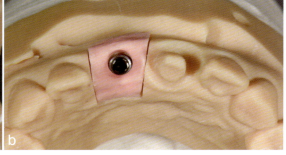

図34-a, b　IOSでの光学印象採得により3D模型を製作．a：唇側面観．左右のジンジバルラインを揃えるために右側歯肉を切縁方向に，左側歯肉を少し押したい．b：切縁面観．右側唇側部にスペースを作るように，左側唇側部歯肉厚みを確保するためにも押したい

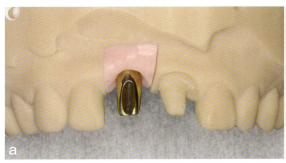

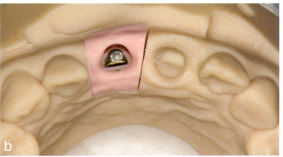

図35-a, b　a：チタンカスタムアバットメントを|1 に合わせ，フィニッシュラインを形成せず同じ形態に仕上げる．b：唇側部分にスペースが見て取れる．この部分の歯肉の厚みを確保したい

Case2

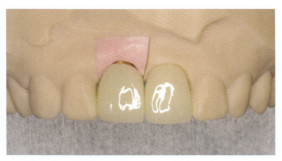

図36 カスタムアバットメント上にセメントリテインプロビジョナルレストレーションを製作．ジンジテッジを施すことにより歯肉が歯冠になじんでくるのを期待した形態に製作

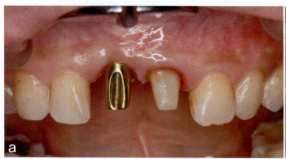 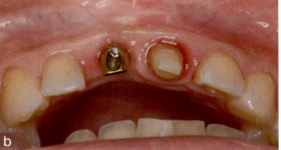

図37-a, b　a：口腔内に装着されたチタンカスタムアバットメント．b：唇側にスペースがあるのが見て取れる

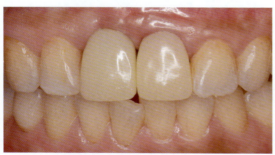 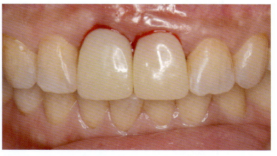

図38　プロビジョナルレストレーションを装着．スクリューリテインのプロビジョナルレストレーションから，チタンカスタムアバットメントに置き換えただけでも歯肉の変化が見て取れる

図39　左右差の歯肉ラインを揃えるために，ジンジテッジを施し経過観察とする

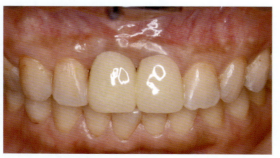

図40　2カ月後の状態

前歯部単冠症例

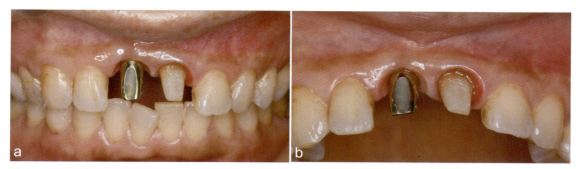

図41-a，b　プロビジョナルレストレーションを外した状態．プロビジョナルレストレーションに沿った形態で歯肉が落ち着いている

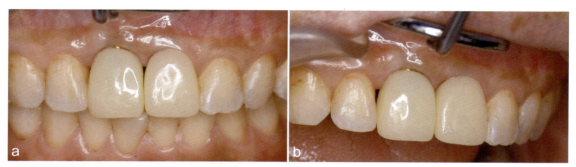

図42-a，b　再度 1| の歯頸部を削り歯冠長を合わせ，|1 の歯肉ラインの近心隅角を形態を調整してスキャロップを合わせる

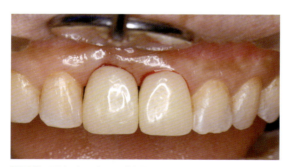

図43　再度ジンジテッジを施し経過観察とする

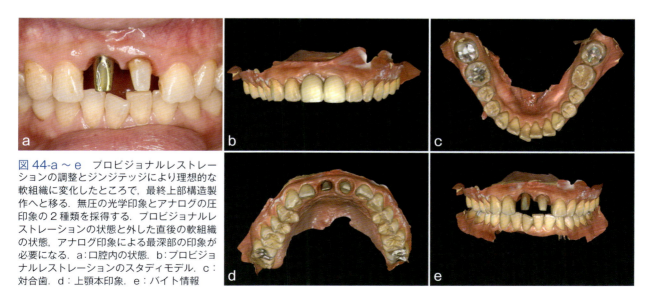

図44-a〜e　プロビジョナルレストレーションの調整とジンジテッジにより理想的な軟組織に変化したところで，最終上部構造製作へと移る．無圧の光学印象とアナログの圧印象の2種類を採得する．プロビジョナルレストレーションの状態と外した直後の軟組織の状態，アナログ印象による最深部の印象が必要になる．a：口腔内の状態．b：プロビジョナルレストレーションのスタディモデル．c：対合歯．d：上顎本印象．e：バイト情報

67

Case2

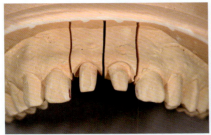
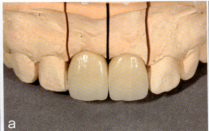
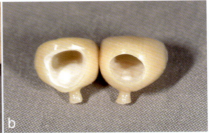

図45 アナログ印象採得による分割石膏模型．プロビジョナルレストレーションを外した軟組織は圧から解放されて戻ってしまうため，プロビジョナルレストレーションと同じ形態に再現するのが難しく，最終上部構造製作時に石膏模型上で左右対称になるよう，軟組織形態を削り込んで調整を行う．それに合わせて最終上部構造の歯頸部形態を製作する

図46-a，b　a：模型上で完成した上部構造．b：上部構造内面．軟組織に触れる部分はジルコニアで接するように，研磨で仕上げている．軟組織のボリュームは天然歯に比べてインプラント部分のほうが若干少ない．歯肉と歯冠部がガルウイング状になるよう歯頸部の張り出し具合は変えてあるが，長さは揃うように製作している

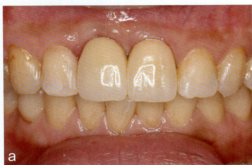
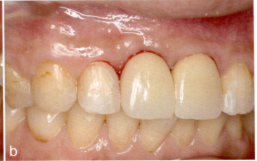

図47-a，b　a：口腔内装着時．b：再びジンジテッジを行う

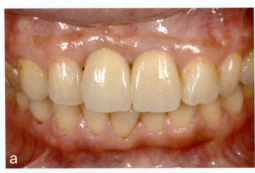
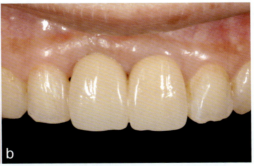

図48-a，b　装着から1週間後の状態．軟組織が上部構造体になじんできている．素材がレジンからセラミックに変わったことで，より軟組織の変化をもたらすと期待している．軟組織の歯頸部付近のボリュームや歯間乳頭部の回復など，今後の経過を見守っていきたい

おわりに

　審美領域の前歯部単冠インプラント治療において，長期にわたり安定した状態で軟組織を含め審美性を確保するには，診査・診断からプロビジョナルレストレーションまでにチームで培ってきた硬組織，軟組織に対してそれらを崩さず正確にトランスファーし製作することが最も重要である．さらに，プロビジョナルレストレーション装着時に患者と歯科衛生士の間で歯肉退縮のない清掃方法を確立することや，その時点での問題点などを我々歯科技工士と共有することで，それらの情報を上部構造製作に生かし最終装着後のメインテナンスが適切に行える．チェアサイドにおけるプロビジョナルレストレーションから正確にトランスファーされた印象と共有する情報，製作する側の歯科技工士のスキルにより，治療の成功につながると考えている．

Chapter 2　Design & Technique

臼歯部単冠・連結冠症例

はじめに

　インプラント治療において最も多い部分欠損症例は，臼歯部領域ではないだろうか．インプラント治療を始める歯科医師への症例選択においても，学会やインプラントメーカーが推奨している部位である．

　また臼歯部領域では，チェアサイドのみで計画を立て，診断用ワックスアップを省いて「隣在歯から○mm」というように埋入位置を決定し，インプラント埋入を行っている歯科医師も比較的多いと感じている．コマーシャルラボの歯科技工士である筆者の立場では，診断用ワックスアップもプロビジョナルレストレーションも製作した記憶がない状態で，いきなり最終上部構造製作用印象を渡されるケースが明らかに多いからである．インプラントの種類においてもティッシュレベルを使用されることが多く，またチェアサイドで簡単にプロビジョナルレストレーションの製作が可能なパーツも多く，既製アバットメントを選択されることも大きな要因であろう．

　しかし治療後のメインテナンスを考慮した場合，上部構造と歯周組織の適切な関係性なくしては，インプラント周囲粘膜炎や歯周炎を発生させてしまい，後に大きなダメージを与えかねない．したがって，やはりチェアサイドとラボサイドで共有した情報のもと，チームで治療を進めるべきであると改めて感じている．

臼歯部の上部構造製作で留意するポイント

　臼歯部領域の上部構造製作で留意するポイントは，適合精度に関係する既製アバットメントの印象システムやラボアナログ等の正確な情報把握，咬合の与え方，壊れにくい上部構造の製作，メインテナンスを考慮した清掃しやすい形態の付与と考えている．

　適合精度に関係する既製アバットメントのシステムにおいて一例を挙げてみる．ストローマンインプラントティッシュレベル，セメントリテインタイプにおいて従来からよく使用されている『ソリッドアバットメント』を見てほしい．口腔内で既製アバットメントを締結した後に専用パーツで印象採得し，『ソリッドアバットメント』が一体化したラボアナログを印象内に装着し模型を製作するシステムである（図1）．口腔内で使用されているアバットメントとラボアナログは全く同じ大きさではなく，セメントスペースを確保するためラボアナログのほうが約37μm大きい形状となっている．ラボアナログ上で正確な適合精度で製作しても口腔内に試適した際に緩い，単冠症例では若干回転する，装着後セメントの種類によっては脱離しやすいなどのクレームを受けた経験が，みなさんにもあるのではないだろうか．しかしインプラントメーカーでは，セメントによる浮き上がりを考慮し図2のようなシステムにしている．これらの情報もチェアサイドと共有していないと再製作の原因になってしまう．口腔内での適合を詰めたいのであれば，口腔内でアバットメントを削合した場合の印象システムを使用するなど，チェアサイドと情報共有し様々なテクニックを活用する必要がある（図3）．既製アバットメントは，各社様々な要素を考慮しシステム化しているため，こうした特徴をチームとして勉強会等を通じ互いに把握しておく必要がある．

69

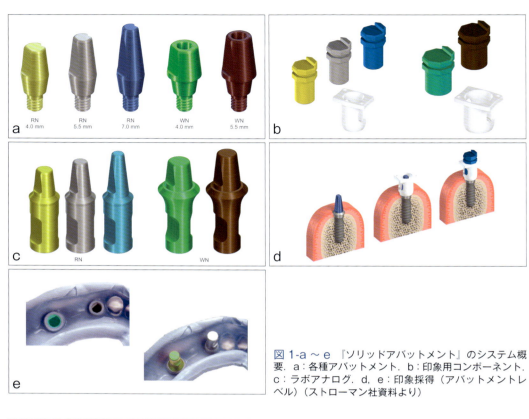

図1-a〜e 『ソリッドアバットメント』のシステム概要．a：各種アバットメント．b：印象用コンポーネント．c：ラボアナログ．d，e：印象採得（アバットメントレベル）（ストローマン社資料より）

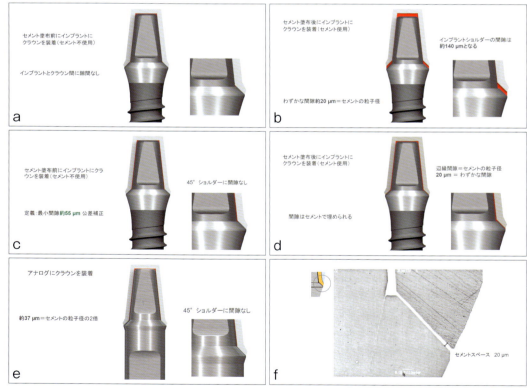

図2-a〜f a，b：アバットメントに対しタイトな適合で上部構造を製作した場合のイメージ．セメント合着後，アバットメント軸面に20μmのセメントスペースができた場合，ショルダー部では140μmのセメントスペースができてしまう
c，d：アバットメント軸面に対し，事前にセメントスペースを20μm分確保した状態で上部構造を製作した場合のイメージ．ショルダー部には20μmのセメントスペースしか出ていない．
e，f：上記を踏まえ，アバットメントに対し約37μm大きめに設定されたラボアナログに適合するよう上部構造を製作することで，アバットメントにセメント合着した際のショルダー部のセメントスペースを20μmにすることができる（ストローマン社資料より）

臼歯部単冠・連結冠症例

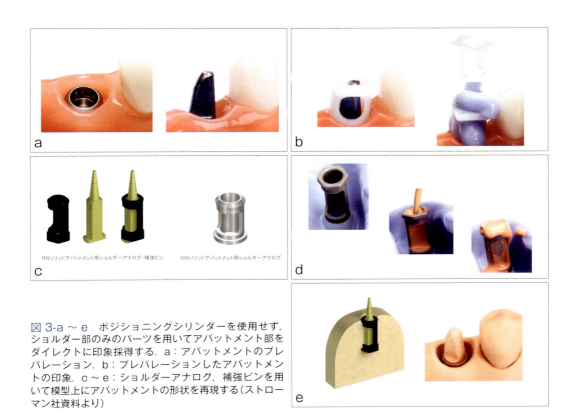

図3-a～e ポジショニングシリンダーを使用せず，ショルダー部のみのパーツを用いてアバットメント部をダイレクトに印象採得する．a：アバットメントのプレパレーション．b：プレパレーションしたアバットメントの印象．c～e：ショルダーアナログ，補強ピンを用いて模型上にアバットメントの形状を再現する（ストローマン社資料より）

Case1　セメントリテイン単冠症例

患者は59歳女性．3カ月前に 4̅ を紹介元の歯科医院にて抜去しており，インプラント治療を希望された（担当歯科医師：曽根崇晴先生）．

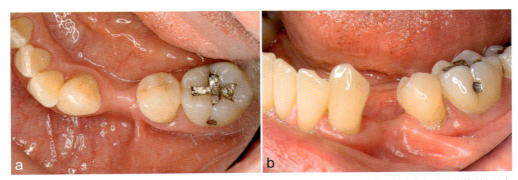

図4-a, b　術前の口腔内．インプラント予定部位に頰側小帯があり，術後に歯肉退縮を生じる可能性があるため切除することとした．角化粘膜が欠損している

Case1

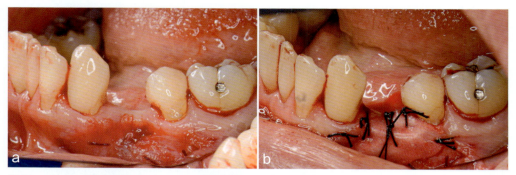

図5-a, b　a：頬側小帯切除．b：コラーゲン製剤による角化粘膜増大法

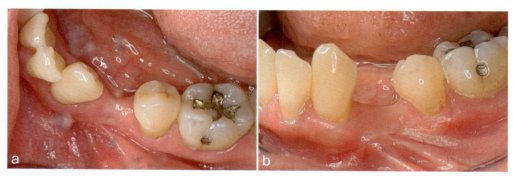

図6-a, b　術後2カ月の様子

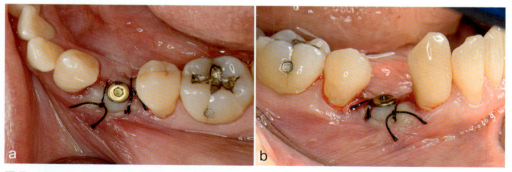

図7-a, b　リッジエキスパンジョンにて歯槽骨を広げ，ストローマン社製『ロキソリッドインプラント』（BLT，Φ3,3-10mm）を埋入．同時に歯肉弁根尖側移動術（コラーゲン製剤併用）を行う

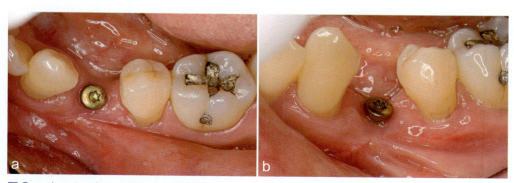

図8-a, b　インプラント埋入3カ月後の状態

臼歯部単冠・連結冠症例

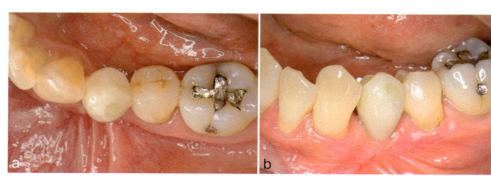

図 9-a, b　プロビジョナルレストレーション用印象を採得後，スクリューリテインのプロビジョナルレストレーションを装着

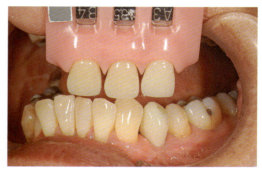

図 10　プロビジョナルレストレーション装着から2カ月後，歯肉貫通部の形態が安定したところでシェードテイキングおよび本印象の採得を行う

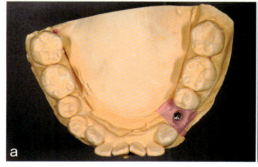
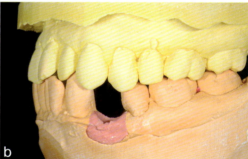

図 11-a, b　a：カスタムインプレッションコーピングより再現された作業模型上の歯肉貫通部．b：咬合器に付着する

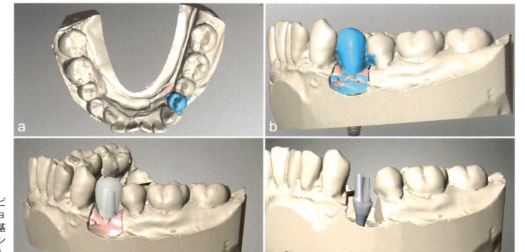

図 12-a～d　プロビジョナルレストレーションの入った参考模型を基にカスタムアバットメントをデザインし，アウトソーシングにて製作

73

Case1

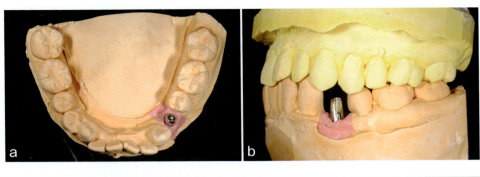

図13-a, b　ミリングセンターより届いたカスタムアバットメントに対し，インハウスで再度ミリングし，フィニッシュラインや回転防止溝等を調整する

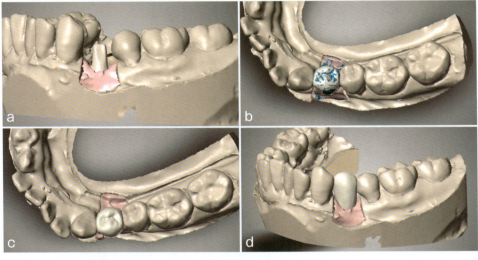

図14-a～d　最終上部構造をプロビジョナルレストレーション同様の外形にデザインする

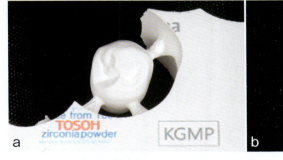
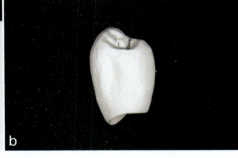

図15-a, b　a：インハウスでミリング加工されたジルコニアクラウン（LUXEN Enamel E2；Geomedi）．b：カラーリング前処理

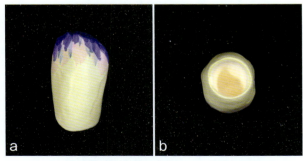

図16-a, b　a：半焼結の状態でシンタリング前にカラーリングを行う．b：内面に対しては金属製のカスタムアバットメントを使用するため，金属色が透けないようにホワイトオペークを塗布する．薄い部分が白浮きしないよう，ホワイトオペークとデンティンリキッドを3：1で混ぜたものを用いる（LUXEN Zirconia Color Liquid；Geomedi）

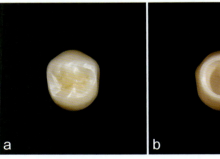

図17-a, b　a：シンタリング後のジルコニアクラウン．b：内面に塗られたホワイトオペークとデンティンリキッドの混和リキッドにより，適度に遮断できているのが見て取れる

臼歯部単冠・連結冠症例

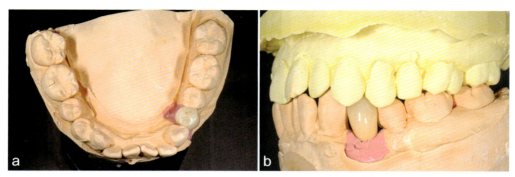

図18-a, b　模型上での完成. 咬合は, インプラント埋入方向に垂直的に力が向かうようにし, 側方運動時にはディスクルージョンするようにしている

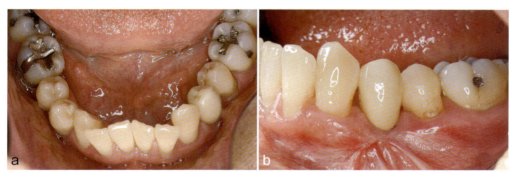

図19-a, b　上部構造装着後の口腔内

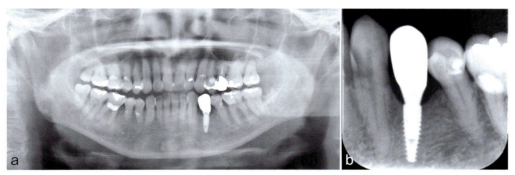

図20-a, b　a：上部構造装着後のパノラマX線写真. b：デンタルX線写真

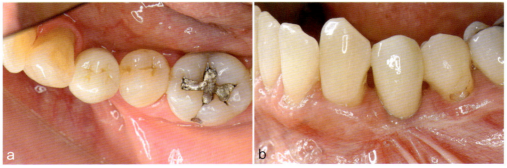

図21-a, b　9カ月後メインテナンス時

75

Case2 スクリューリテイン連結冠症例

患者は67歳女性. 全顎矯正治療を行っているが, 6⏋7⏋に以前から腫脹と動揺を自覚. 6⏋歯内歯周病変, 7⏋重度歯周病と診断し, 咬合調整および歯周治療を行い反応を確認したが, 治癒傾向を認めないため抜去しインプラント治療へと移行した（担当歯科医師：曽根崇晴先生）.

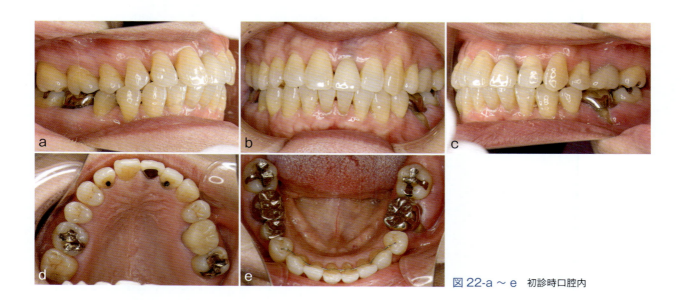

図22-a〜e 初診時口腔内

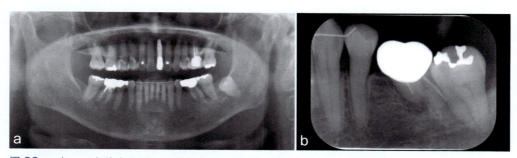

図23-a, b　a：初診時パノラマX線写真. b：同, 治療部位のデンタルX線写真

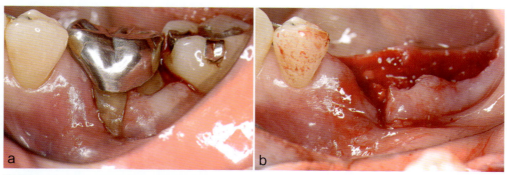

図24-a, b　a：術前の治療部位の状態. b：抜去直後

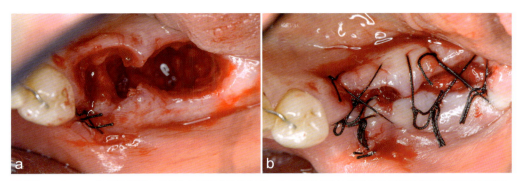

図 25-a, b　a：角化粘膜同士を縫合して寄せることで，角化粘膜のない部分に角化粘膜を作ることを目的に，歯肉弁側方移動術を施す．b：全体の縫合を行う

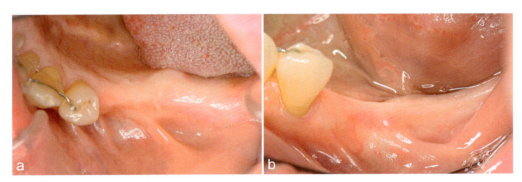

図 26-a, b　治癒後の口腔内

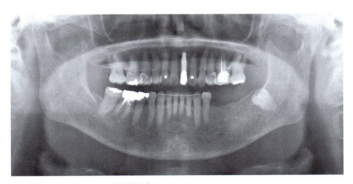

図 27　同，パノラマX線写真

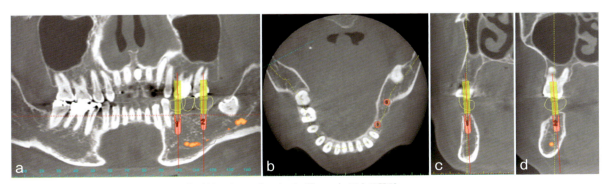

図 28-a〜d　シミュレーションソフト（Simplant；Dentsply Sirona）による設計

Case2

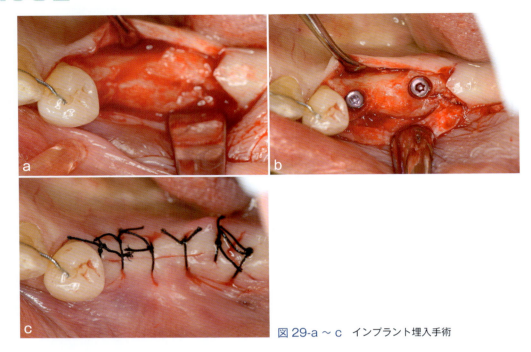

図29-a～c　インプラント埋入手術

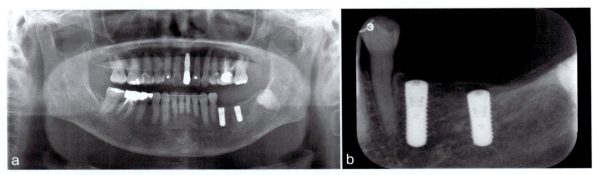

図30-a, b　a：術後パノラマX線写真．b：同，治療部位のデンタルX線写真

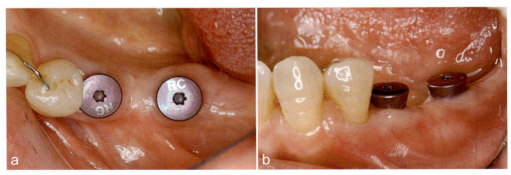

図31-a, b　5カ月後に二次手術を行い，ヒーリングアバットメントを装着した

臼歯部単冠・連結冠症例

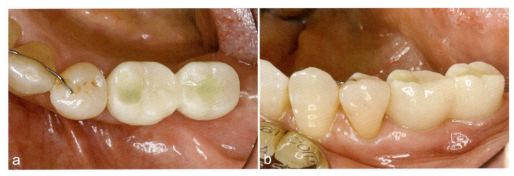

図32-a, b　プロビジョナルレストレーション装着．歯肉貫通部の状態および清掃性を経過観察する

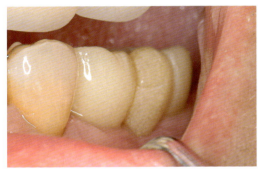

図33　清掃性を経過観察した結果，歯間ブラシでセルフクリーニングしやすいようプロビジョナルレストレーションでは ⌊6 7 の形態としていたところを ⌊5 6 形態に変更．⌊6 近心部をポンティック形態にし，⌊5 6 6 のブリッジに変更することとした

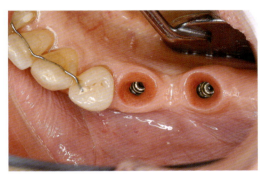

図34　プロビジョナルレストレーションによって形成された歯肉貫通部

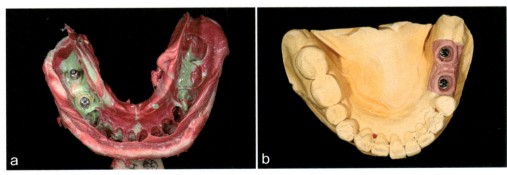

図35-a, b　a：カスタム印象ポストを製作して印象採得．b：歯肉貫通部が再現された作業用模型

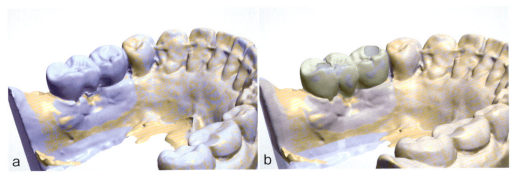

図36-a, b　プロビジョナルレストレーション用の参考模型より再現した外形デザイン

Case2

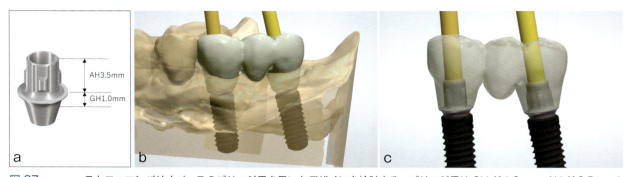

図 37-a～c　ストローマンバリオベースのブリッジ用を用いたデザインを検討する．ブリッジ用は GH が 1.0mm，AH が 3.5mm のもののみである．デザインしてみると，インプラントプラットフォームから GH は 1.0mm なので歯肉貫通部粘膜を押し広げる可能性があり，ジルコニアの最低厚みを考慮するとフィニッシュラインを削ることもできない．AH は 3.5mm なので実際に製作したい上部構造の高さの半分以下であり，接着面積，強度ともに足りない

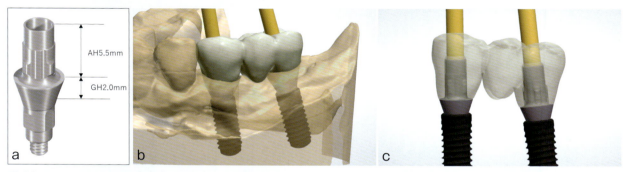

図 38-a～c　シングル用を選択した場合，インプラントプラットフォームから GH は 2.0mm もしくは 3.0mm を選択でき，歯肉貫通部粘膜を押し広げることなく設計ができる．また AH は 5.5mm を選択可能であり，実際に製作したい上部構造の高さの 2/3 を確保できるため，接着面積，強度ともに安心できる

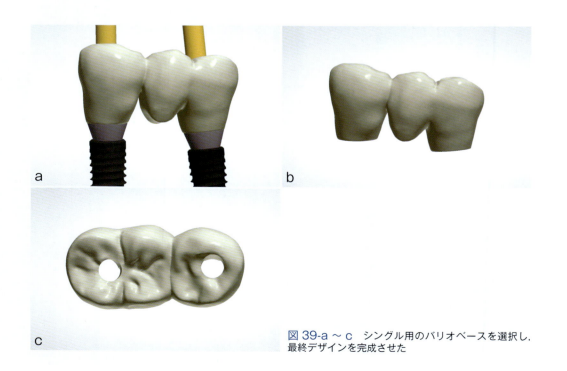

図 39-a～c　シングル用のバリオベースを選択し，最終デザインを完成させた

臼歯部単冠・連結冠症例

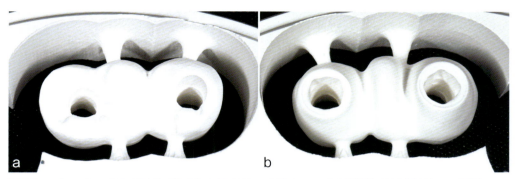

図40-a, b　インハウスでミリング加工したモノリシックジルコニアの上部構造（LUXEN Enamel E2）

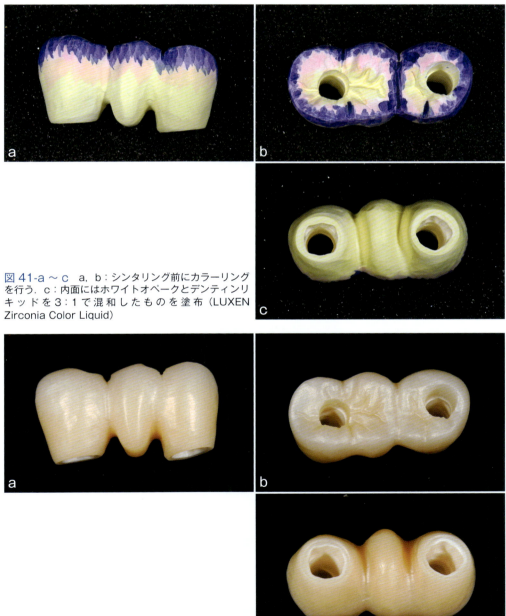

図41-a～c　a, b：シンタリング前にカラーリングを行う．c：内面にはホワイトオペークとデンティンリキッドを3：1で混和したものを塗布（LUXEN Zirconia Color Liquid）

図42-a～c　a, b：シンタリング後の上部構造．c：チタン色を遮断させる不透明なデンティン色のホワイトオペーク

81

Case2

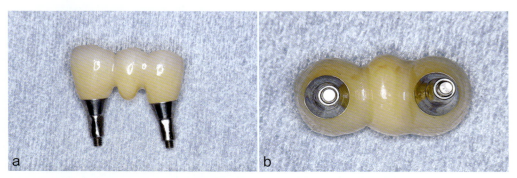

図43-a, b　バリオベースのインプラント接合部をブリッジ用に修正する．長さをなるべく残すことでベーサルスクリューの破折を防止する

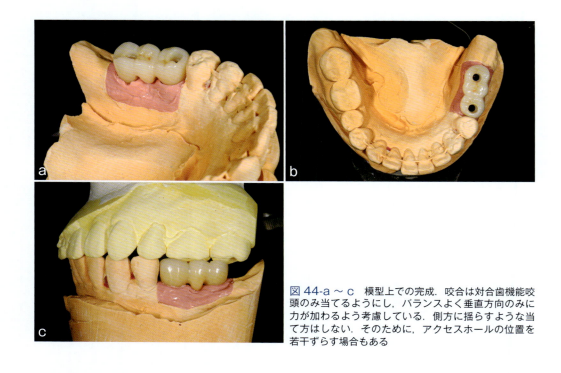

図44-a 〜 c　模型上での完成．咬合は対合歯機能咬頭のみ当てるようにし，バランスよく垂直方向のみに力が加わるよう考慮している．側方に揺らすような当て方はしない．そのために，アクセスホールの位置を若干ずらす場合もある

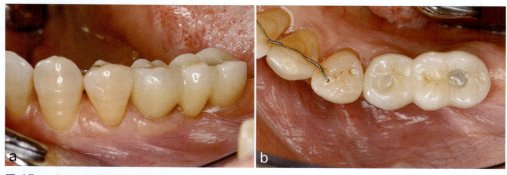

図45-a, b　上部構造装着後の口腔内

臼歯部単冠・連結冠症例

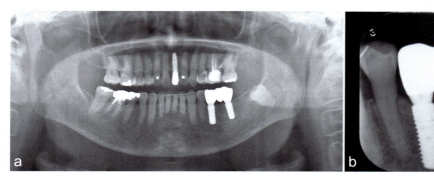

図46-a, b　a：上部構造装着後のパノラマX線写真．b：同，デンタルX線写真

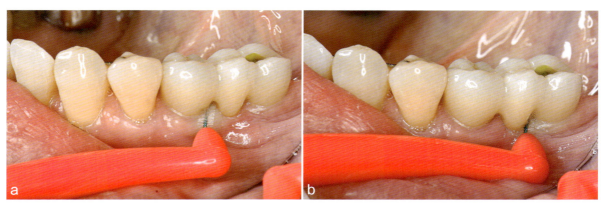

図47-a, b　3カ月後メインテナンス時．セルフクリーニングがしっかりできている

おわりに

　インプラントの臼歯部症例は，パーシャルデンチャーから移行される場合や，大臼歯が欠損している症例が多い．大臼歯部が欠損した後そのまま放置されている場合も多く，対合歯が挺出していたり垂直的顎位が低位になっていたりして，そのままではインプラント治療ができないことも少なくない．また，クリアランスが不足している状態で無理に製作すれば，壊れやすい補綴になりかねない．さらに，義歯から移行される場合などには，咬合圧が飛躍的に向上するため，それに耐えうる上部構造製作を求められる．

　骨吸収に関しても，上顎は内側に下顎は外側に吸収するため，骨レベルで埋入すれば咬合様式を交叉咬合にしたほうが良い場合も出てくる．また清掃しづらい臼歯部では，インプラント治療を無事終了した後に，歯周炎等によりロストするリスクも高い．

　臼歯部のインプラントは容易に思われがちであるが，上記のような要素を考慮すると決してそうではない．再三述べているようにチームで診査・診断から情報共有し，感染しにくい軟組織を作り，清掃しやすい形態，壊れにくい上部構造製作を行い，メインテナンスを確立したうえで長期に自分の歯のように使用できることが，健康寿命を長く保つことにつながると考えている．

Chapter 2　Design & Technique

インプラントと天然歯補綴が混在する症例

はじめに

　一口腔内をひとつの単位として治療を進めていく中で，インプラント治療だけで済むケースは少ない．

　歯を損失するまでには，長い年月をかけてう蝕や歯周病により欠損する場合が多く，残存歯も様々な問題を抱えていることのほうが多いのが現実である．基本治療を行ったうえで欠損部をインプラントにより治療する場合，治療期間中も問題なく生活できるよう，段階的に咀嚼する部位を確保しながら進めていく必要があり，その後，理想的な最終形態に近いプロビジョナルレストレーションに至ることが重要である．

　プロビジョナルレストレーションまで確立できれば，部分的に最終補綴装置に置き換えていけば良いため，最終段階が見えてくる．本項ではどのようなステップを踏んでいけば，複雑なケースであってもストレスを軽減して補綴装置を製作できるのか，症例を通じて説明したい．

インプラントと天然歯が混在する場合に留意するポイント

　インプラントと天然歯が混在する症例の補綴治療を進めていく中で，「天然歯数が少なく欠損歯数が多い場合」と「天然歯数が多く欠損歯数が少ない場合」ではインプラント治療のステップが大きく変わる．また，残存歯の残っている部位によっても複雑さは変わる．先にも述べたが，治療期間中も問題なく生活するために，咀嚼する部位を確保しながら段階的に進めていく必要があるからである．

　欠損部位が多い場合には，先に部分的にインプラント埋入を行い嚙める部分を確保する必要があるため，治療を進めながらインプラント部のプロビジョナルレストレーションまでのステップを早く進めるなどの計画が必要になる（図1～6）．また天然歯が多い場合は，先に咬合関係を確立したうえでインプラント埋入をしていくな

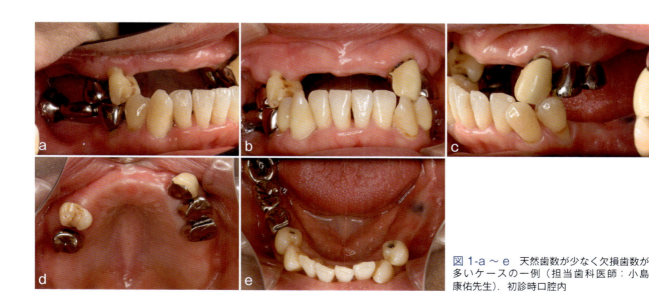

図1-a～e　天然歯数が少なく欠損歯数が多いケースの一例（担当歯科医師：小島康佑先生）．初診時口腔内

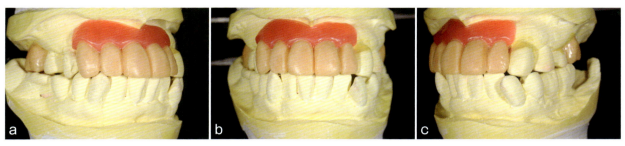

図2-a～c 診断用ワックスアップ

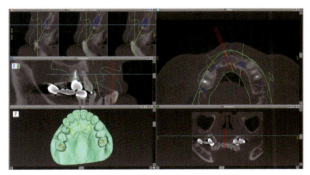

図3 インプラントを5本埋入予定だが，生活環境を考慮して，段階的に臼歯部領域と前歯部領域に分けて埋入する計画とした

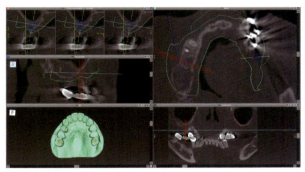

図4 先に臼歯部領域のシミュレーションを行い，インプラント埋入を行う

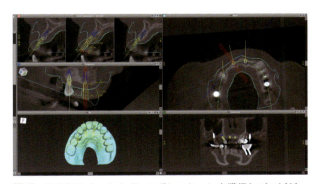

図5 臼歯部のオッセオインテグレーションを獲得しプロビジョナルレストレーション装着後，前歯部のシミュレーションを行いインプラント埋入する

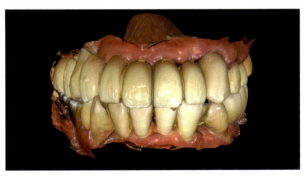

図6 インプラント埋入後，プロビジョナルレストレーションのIOSデータ．残存歯を含めた再評価を行い，最終上部構造製作へと移行する

ど，前者と計画が全く異なる．いずれもこれまで再三述べてきたように，事前の診査・診断で情報を共有しておくことが必須となる．

骨造成や軟組織の造成，矯正治療のように，長い期間がかかる処置を行う場合には口腔内の時間軸がずれていくので，診断用ワックスアップが1度で済む場合もあれば，症例によっては段階的に製作していく必要が出てくることもある．また，プロビジョナルレストレーションの形態もチェアサイドで変えていく必要があるので，ラボサイドも補強のために入れる材料の位置などの製作方法を事前に考慮しておく必要がある．

Case　天然歯治療が多く欠損歯数が少ない症例

　患者は60歳男性．中等度～重度歯周病ならびに咬合性外傷と他院で診断され，歯周病治療を受けてできるだけ自分の歯を保存したいとの希望で受診された（担当歯科医師：小島康佑先生）．

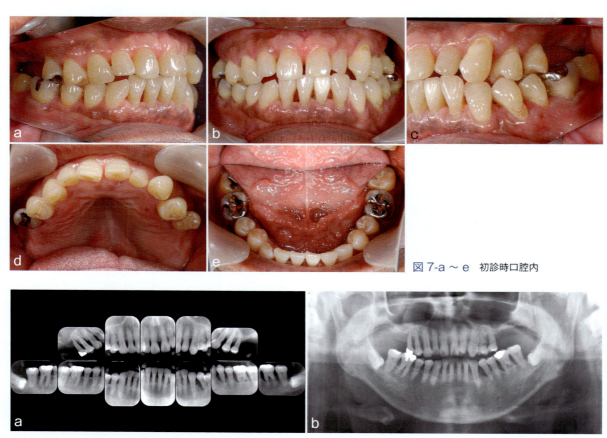

図7-a～e　初診時口腔内

図8-a, b　a：同，デンタルX線写真．b：パノラマX線写真

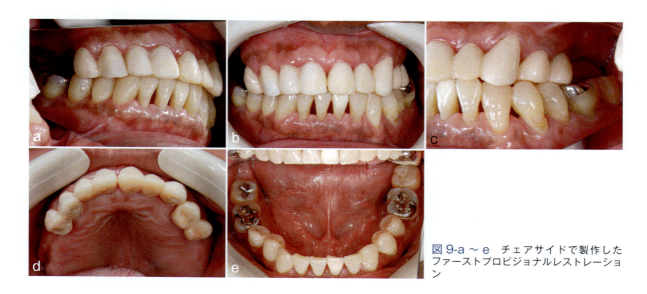

図9-a～e　チェアサイドで製作したファーストプロビジョナルレストレーション

インプラントと天然歯補綴が混在する症例

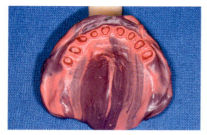

図10 診断用ワックスアップおよびセカンドプロビジョナルレストレーション用の印象採得

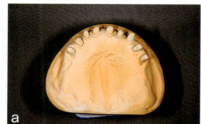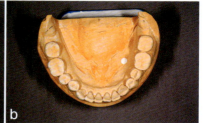

図11-a, b 支台歯形成されたプロビジョナルレストレーション用作業模型

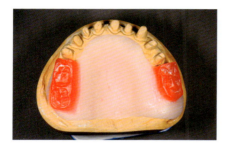

図12 咬合採得

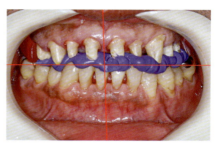

図13 支台歯形成後の口腔内所見

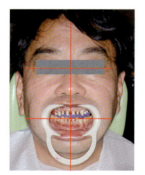

図14 同, 顔貌写真

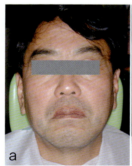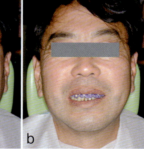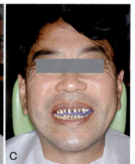

図15-a～c 顔貌写真（閉口およびスマイル）. a：クローズ. b：ハーフスマイル. c：フルスマイル

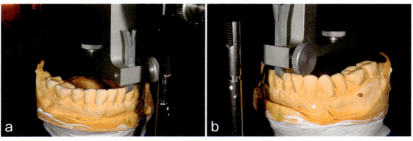

図16-a, b 下顎を理想的な咬合平面で咬合器マウント

Case

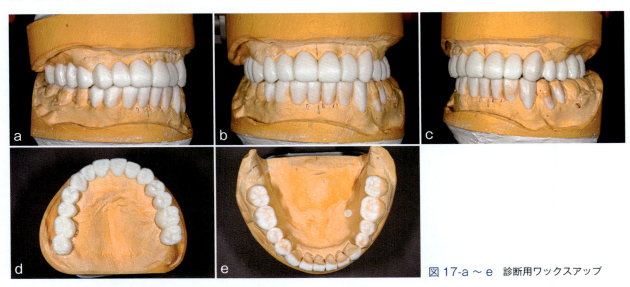

図17-a～e 診断用ワックスアップ

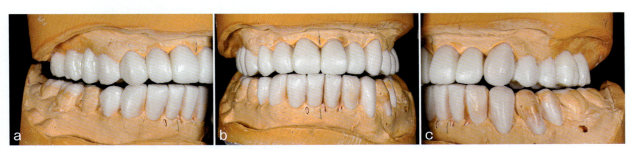

図18-a～c 診断用ワックスアップにて下顎運動時の状態を確認

表 ラボサイドからチェアサイド伝えた診断用ワックスアップに関する情報

診断用ワックスアップ

- 小臼歯部クリアランス不足により，インサイザルピンで1mm挙上しました（下顎前歯部咬耗分を回復した程度です）．
- $\overline{4\hspace{-0.3em}\rightharpoondown\hspace{-0.3em}3}$ までアンテリアガイダンス付与しました．
- 下顎大臼歯部可能な限り正常被蓋に回復しました．
 （上顎咬合平面を合わせるために咬合面削合しました．また被蓋させるため頬側をかなり削合しました．下顎の顎位が左側に変位しているため，特に左側は傾斜が厳しいため交叉咬合のほうが良いかもしれません）
- 下顎は矯正治療でも回復できますでしょうか．

インプラントと天然歯補綴が混在する症例

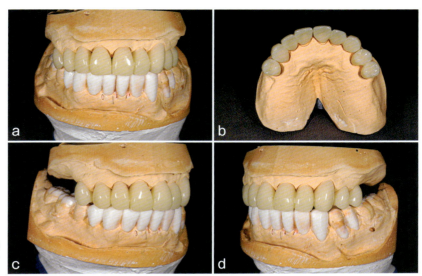

図19-a〜d 診断用ワックスアップを基に上顎セカンドプロビジョナルレストレーションを製作

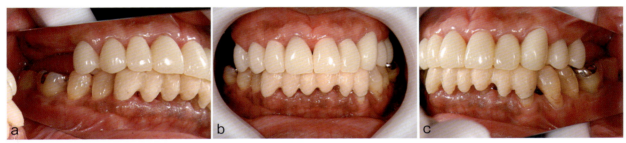

図20-a〜c セカンドプロビジョナルレストレーション装着時口腔内．下顎は前歯部をレジン充填し，大臼歯部は削合のみで終了とした

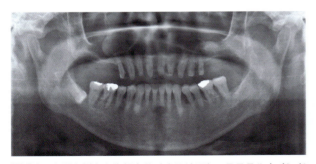

図21 上顎左側大臼歯部をサイナスリフト，ラテラルウインドウテクニックにより骨造成．骨造成後のパノラマX線写真

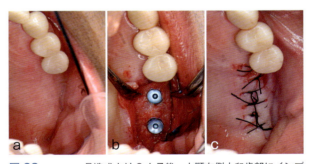

図22-a〜c 骨造成より6カ月後，上顎左側大臼歯部にインプラント埋入（アストラEV4.8；デンツプライシロナ）

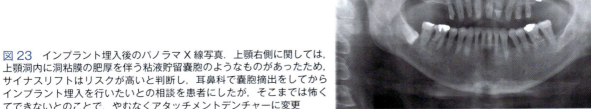

図23 インプラント埋入後のパノラマX線写真．上顎右側に関しては，上顎洞内に洞粘膜の肥厚を伴う粘液貯留嚢胞のようなものがあったため，サイナスリフトはリスクが高いと判断し，耳鼻科で嚢胞摘出をしてからインプラント埋入を行いたいとの相談を患者にしたが，そこまでは怖くてできないとのことで，やむなくアタッチメントデンチャーに変更

Case

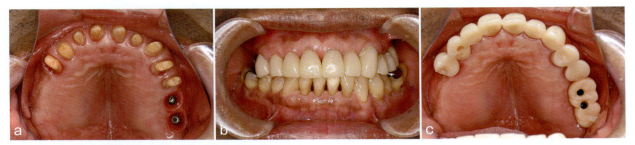

図24-a～c　6カ月後，インプラント部の2次手術を行った．さらにその1カ月後，プロビジョナルレストレーションを装着

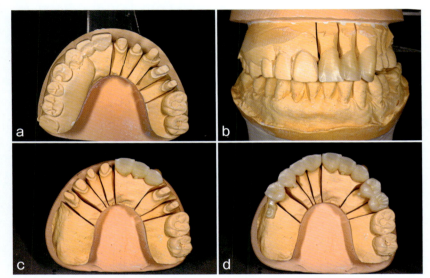

図25-a～d　天然支台歯ジルコニアフレーム製作．全顎的に，天然支台歯およびインプラント上部構造を一度に印象採得しようとした場合，適した印象材が部位ごとの条件によって異なるという問題があり，天然歯のマージンをすべてきれいに採得するのも困難である．プロビジョナルレストレーションが構築されていれば部分的に印象採得を行い，段階的にフレームを製作することができる．最後に，インプラント上部構造の印象採得時にピックアップ印象として一体化させることによって，失敗の少ない印象採得が可能となる．チェアサイドの決められたタイムスケジュールに沿って，最小限のストレスで確実に治療を進めることができる．
a,b：まずは左側前歯部のみフレーム製作を行う．小臼歯部は一部再形成が必要と判断し，チェアサイドと相談した結果，次回再形成後に印象採得することとした．
c：小臼歯部を再形成し，左側小臼歯部および右側を精密印象．あわせて左側前歯部のピックアップ印象も行う．
d：左側小臼歯部および右側のフレーム製作

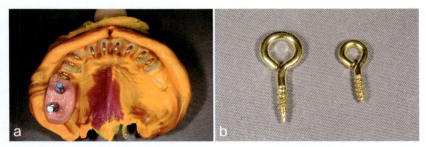

図26-a，b　天然歯部フレームのピックアップとインプラント上部構造の印象採得．支台歯部を歯冠色即時重合レジンで回復し維持のためヒートン（金具）を挿入．口腔内の支台歯の色に準じて即時重合レジンのシェードを変えることによってジルコニアクラウン製作時にシェード合わせが容易になる

インプラントと天然歯補綴が混在する症例

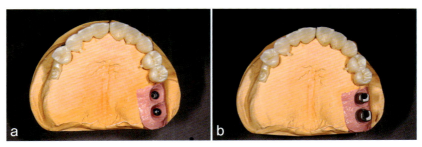

図27-a，b　インプラント部にスクリューリテイン用のアトランティスカスタムベースソリューション（デンツプライシロナ）を製作

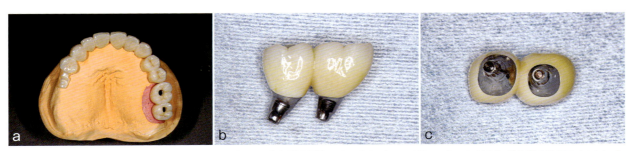

図28-a～c　天然支台歯部のPFZおよびインプラント上部構造製作．カスタムベースソリューションはシングル用のみのアウトソーシングによるオーダーなので，連結にする場合はインプラント嵌合部を調整する必要がある．当社ではブリッジタイプのように完全にラウンド形状にするのではなくアンダーカット部のみ削るようにしている．模型上でカスタムベースとジルコニアを接着する際にずれをなくすためである

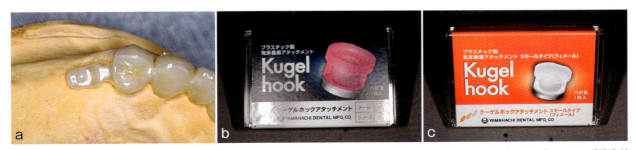

図29-a～c　右側部ジルコニア製アタッチメント．近心部はCendres＋Metaux社のミニSGアタッチメントのブレーシング構造が内蔵された形状をジルコニアフレーム用に形成し，リテンションはフィメールが交換しやすいクーゲルホックアタッチメント（山八歯材工業）を応用した

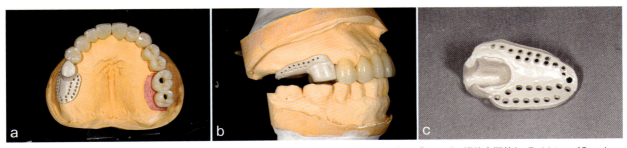

図30-a～c　ハウジングと義歯床は，ジルコニアに強い負荷が掛からないようショックアブソーバー機能を期待し，Pekkton（Cendres＋Metaux；大信貿易）をCAD/CAMでミリングして製作した

Case

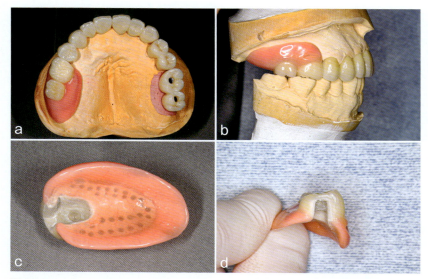

図31-a〜d Pekktonフレームにハイブリッドレジンを築盛．歯冠色は『Sinfony』（3M ESPE）床部分は『セラマージュ』（松風），粘膜面は床用レジン『パラプレスバリオ』（クルツァージャパン）で仕上げた

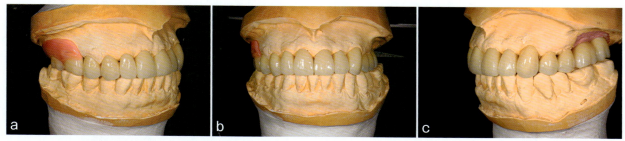

図32-a〜c 模型上で完成した最終補綴装置

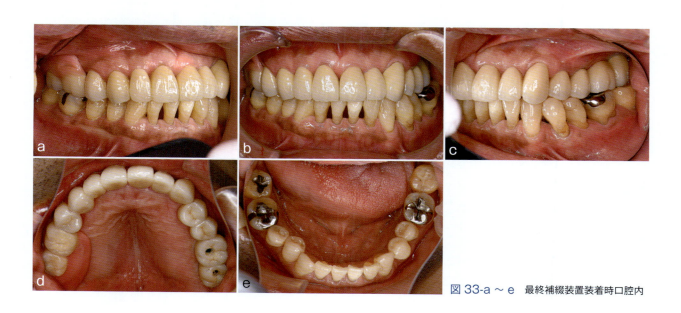

図33-a〜e 最終補綴装置装着時口腔内

インプラントと天然歯補綴が混在する症例

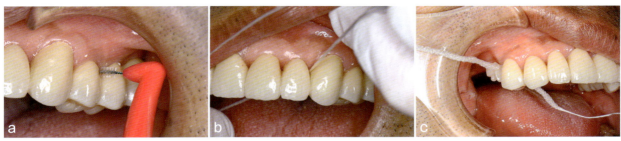

図34-a～c　装着後，歯間ブラシ，スーパーフロスなど，清掃器具によるセルフメインテナンス指導を行う．アタッチメント下部の清掃も問題なく行えた

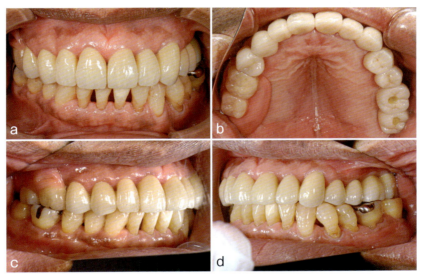

図35-a～d　装着3カ月後の状態．しっかりとセルフメインテナンスができている

おわりに

　インプラント治療と天然歯の治療が混在している複雑な症例の場合，インプラント治療が多数歯に及ぶ場合は，すべて同時に埋入手術をしたほうが術者としては簡易的に思えるが，治癒期間のプロビジョナルレストレーションが義歯タイプになってしまうという難点がある．最終的に審美的に仕上げるためには，硬組織・軟組織ともに手術後に刺激や圧力を与えることは極力避けたい．

　そのため，埋入手術も段階的に行い，最低限の審美性を確保しつつ咀嚼できる機能性も確保しておく必要がある．骨が十分にあれば，オッセオインテグレーションに時間が掛からず機能面を確保しやすい下顎臼歯部を先に施術し，その部位にプロビジョナルレストレーションによる機能性が確保できた時点で，同側の上顎臼歯部の治療を進めていくなど，事前に骨造成や軟組織造成などの時間軸を踏まえた計画を立てることが重要になる．最終的にすべての治療部位でプロビジョナルレストレーションまで確立できれば，各部位ごとに製作していくことができる．

　もちろん同時に製作することも可能だが，天然歯補綴とインプラント上部構造用の印象採得はシリコーン印象材の硬さやフローの違いなど，条件により材料が異なるため，同時に行うのは困難を極める．また，決められたチェアタイム内で完結するには時間も読みづらく，長時間にわたれば患者にも負担が及ぶことになる．症例が複雑になればなるほど，ストレスを最低限に抑え確実に完成まで進めていくには，チェアサイドと情報共有し，共通認識を深めていくことが重要となる．

Chapter 2　Design & Technique

メタルフレームを使用した
フルアーチ症例

はじめに

　インプラント治療における多数歯欠損やフルアーチ症例の上部構造製作は，再三述べている通り，診査・診断からチェアサイドと共に計画してきた設計に基づいたプロビジョナルレストレーションで培った情報を，いかに正確に最終上部構造に落とし込めるかにかかっている．特に印象における寸法精度，咬合採得，軟組織の情報などに関して，治療ステップを後戻りすることなく簡易的にプロビジョナルレストレーション形態を再現できるシステムを，チェアサイドと共に情報共有して構築できるかが大きな鍵となる．

　設計に対しては，診査・診断時に想定していたものをプロビジョナルレストレーションの経過により決定し，上部構造装着後も患者の生活環境により段階的に変更できるような材料選択や製作方法などを模索することになる．ここでもチェアサイドとの情報共有が大変重要になるところである．

　これらのことを考慮すると，症例によって構築の仕方は様々で，決まった正解などないが，実際の臨床例を通しステップを追ってポイントを紹介したい．

メタルフレームを使用したフルアーチ症例における上部構造製作で留意するポイント

　メタルフレームについて，当社ではCAD/CAMを導入したことによりロストワックス法での製作は現在行っていない．インプラント上部構造製作において，従来行っていたロストワックス法は，肉厚になりやすく高性能な鋳造機を用いても結晶構造が粗造になりやすい．さらにレーザー溶接を行っている方はすでに体感されていると思うが，肉厚でポーラスな部分は小さなパラメーターであってもレーザーを当てただけで蒸発したかのようにその部分がなくなってしまう．このようなポーラスな部分からの金属イオンの溶け出しなどの原因による金属アレルギーへの懸念が拭えず，また貴金属合金を使用した場合に歯肉貫通部内のプラーク付着がしやすいことなどから，CAD/CAM製作によるコバルトクロム合金やチタンのフレームを主に使用している．また設計変更など修正が必要なときは，ろう着は行わず，レーザー溶接機により同一合金を溶接するようにしている．

　コバルトクロムフレームを使用したメタルセラミックスは，焼成後に生成される酸化膜が厚く残るので，最終的に酸化膜を完全に除去することが最も重要となる．チタンフレームに対し直接レイヤリングを施す場合は，ハイブリッドレジンのみとしている．チタン用陶材は，チタン表面に酸化膜が生成される前に焼成を終わらせるため融点をかなり低くする必要があり，陶材としての強度に不安があり使用していない．

Case1 コバルトクロムフレーム症例

　患者は57歳男性．全顎的歯周病で歯の動揺がひどく，噛むことができない．歯周病の治療後，上顎に関しては歯を残すことができないと判断された．患者は総義歯を好まず，インプラントボーンアンカードブリッジを希望．骨造成を経て3Dガイドを使用しインプラント埋入．オッセオインテグレーション後，現時点で装着されている仮義歯を基に形態を調整し，PMMAにてプロビジョナルレストレーションを製作した．

　コバルトクロム合金のフレームに，『クリエイションCC』（日本歯科商社）で築盛を行い，上部構造を製作した（担当歯科医師：上野大輔先生）．

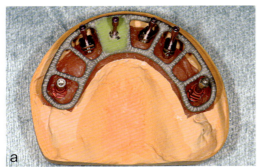 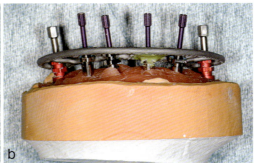

図1-a, b　プロビジョナルレストレーションを製作した模型上に印象用パーツを取り付け，コバルトクロム合金でベリフィケーションジグを製作し，口腔内で固定しやすいように1カ所のみ『フィクスピード』（ジーシー）で留めておく．ベリフィケーションジグは，印象用パーツや粘膜に触れないように，大きくしすぎず製作する必要があり，印象材も流しやすいようにスペースを開けておくことが重要である

また，このケースは正確にシミュレーションを行い，3Dガイドを用いてほぼ平行にインプラントを埋入しているため，口腔内で固定しても外すことができるが，角度が大きく振れている場合は，もちろん外すことができなくなる．すべてのケースでベリフィケーションジグを用いて印象用コーピングを連結して使用することはできない．ブリッジ用アバットメントやマルチアバットメントなど，角度補正が可能でブリッジ用の印象パーツが用意されているシステムでないと逆に危険である．症例ごとにインプラントシステムを把握したうえで使用することをお勧めする

ベリフィケーションジグを使用する際は，『フィクスピード』で固定した後にスムーズに外れるかを確認する必要がある．万が一，引っ掛かりがあった場合には，印象パーツ内面を調整し，スムーズに外れることを確認した後に印象採得を行う

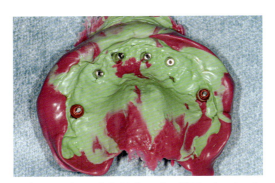

図2　口腔内にて印象用パーツとベリフィケーションジグを固定し，その上からカスタムオープントレーでピックアップ印象を行った

Case1

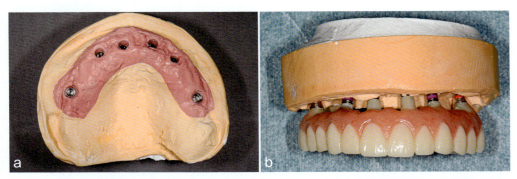

図3-a, b　a:ラボサイドにて製作した上部構造製作用模型. b:チェアサイドで上部構造製作用模型のシリコーンガムを外し，口腔内のプロビジョナルレストレーションを使用し咬合器マウントを行う．正確に咬合採得が再現できる

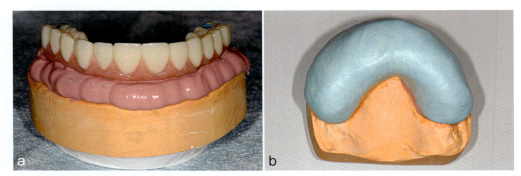

図4-a, b　咬合器マウント後，シリコーンガムを外した部分のプロビジョナルレストレーションの粘膜側の印象を採得する．硬化後，分離材をシリコーンに塗布し咬合面側からも印象採得をしておく

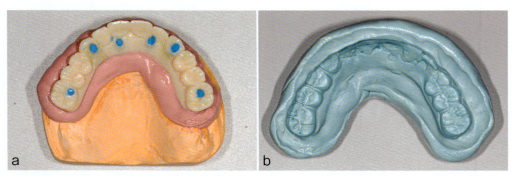

図5-a, b　プロビジョナルレストレーションを患者の口腔内に戻す．ラボサイドでデュプリケート用のシリコーンにプランニングパーツを取り付けて流し込みレジンを流すことによって，プロビジョナルレストレーションのコピーが完成する

メタルフレームを使用したフルアーチ症例

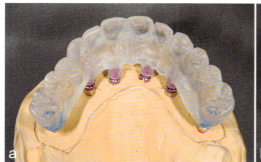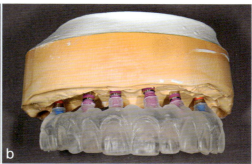

図6-a, b 流し込みレジンによって完成したレジンフレーム．ミリングセンターにはデザインしたフレーム部分のデータをそのまま切削加工する施設と，最終上部構造に近い形態のレジンフレームなどを基にミリングセンター側でデザインを行いカットバックし加工する施設とがある．今回は後者のミリングセンター側でデザインする方法を選択したため，最終上部構造形態に近い形に正確に修正する必要がある

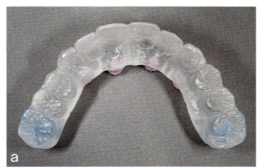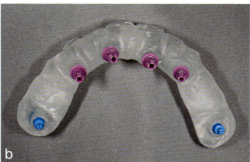

図7-a, b 咬合関係や修正箇所を咬合器上で修正・調整し，ミリングセンター（アトランティス／デンツプライシロナ）にAS（アトランティス スープラストラクチャー），デジタルカットバックデザインをレジンフレーム上に描記してアウトソーシングし，アトランティスのコバルトクロムボーンアンカードブリッジフレームを製作する

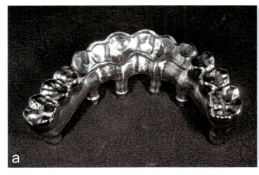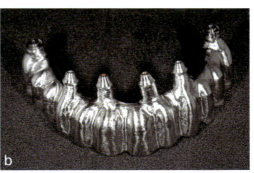

図8-a, b メーカーから届いたコバルトクロムフレーム

97

Case 1

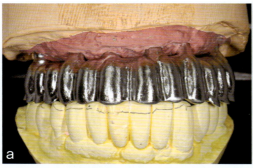
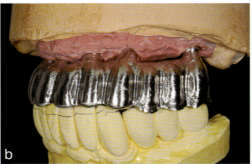

図 9-a, b　模型上での確認. 適合精度は良好である

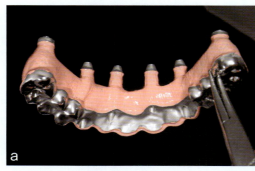
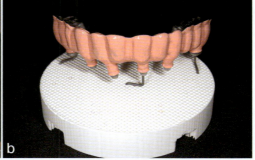

図 10-a, b　アルミナサンドブラスト処理を施し,『クリエイション CC』のクレアアロイボンドを塗布

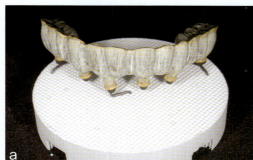
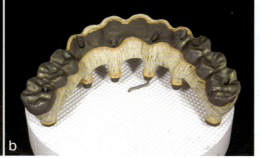

図 11-a, b　乾燥 6 分, 550 ～ 980℃までヒートレート 80℃ /min, 真空 1 分係留で焼成

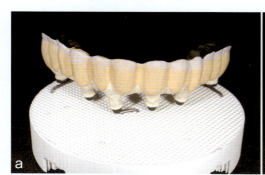
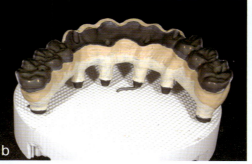

図 12-a, b　オペーク焼成. 乾燥 6 分, 550 ～ 980℃までヒートレート 80℃ /min, 真空 1 分係留

メタルフレームを使用したフルアーチ症例

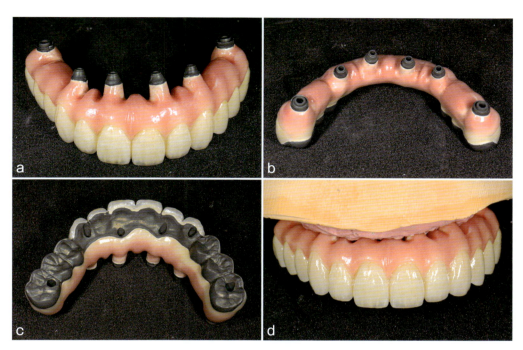

図13-a～d　通法に従い，『クリエイションCC』にて築盛完成

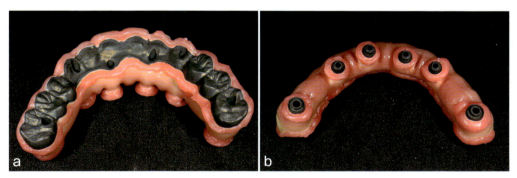

図14-a，b　コバルトクロム合金は酸化膜が厚く出るため，サンドブラストで注意深く取る必要がある．万が一残っていた場合は，その部分から錆が出たり，金属イオンが口腔内に溶け込んだりして金属アレルギーを起こしかねない．ロストワックス法と異なり，冷間加工されたディスクをミリング加工しているため，鋳巣のようなポーラスな部分はほとんどなく，焼成時の気泡の発生もない．アクセスホール内も酸化膜をしっかりと取る必要がある

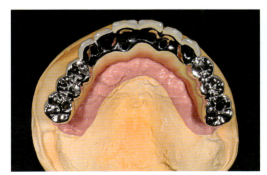

図15　酸化膜を除去し研磨完成

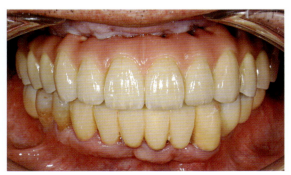

図16　口腔内装着

99

Case2 チタンフレーム症例

　患者は60歳代女性．4年前に⌊5 6，7 6⌍5 6 にインプラント治療を行っていたが，残存歯が歯周病によりホープレスとなり，全顎抜歯して義歯を装着．義歯では噛めないとインプラント治療を希望され，必要箇所に追加でインプラントを埋入し，下顎に対して先に他施設にてハイブリッドタイプのボーンアンカードブリッジを製作，装着された．翌年，当社に上顎プロビジョナルレストレーションから最終上部構造製作までの依頼があった．

　治療途中からの依頼ではあったが，チェアサイドより初診からの詳細な説明を受け，綿密なコミュニケーションをとることにより，製作方法・材料等を決定．患者の生活環境による設計の見直しなどを視野に入れ，対合歯列に準じてチタンフレームにハイブリッドレジンを築盛し上部構造を製作した（担当歯科医師：志村公治郎先生）．

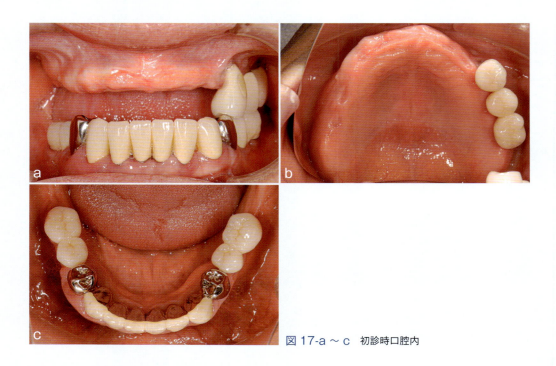

図17-a～c　初診時口腔内

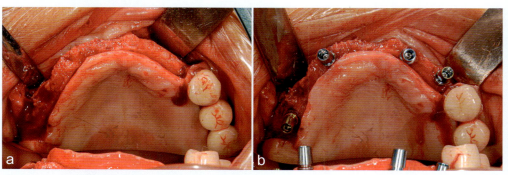

図18-a, b　上顎インプラント追加埋入（Xive インプラント）

メタルフレームを使用したフルアーチ症例

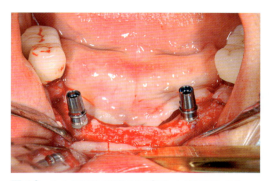

図19　1カ月半後，下顎インプラント追加埋入（Xiveインプラント）

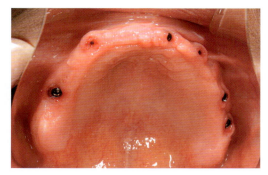

図20　インプラント埋入10カ月後の上顎の軟組織の状態

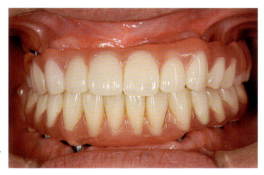

図21　他施設にて製作された上下顎プロビジョナルレストレーション

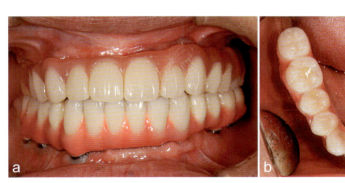

図22-a，b　他施設にて製作された下顎最終上部構造装着時口腔内

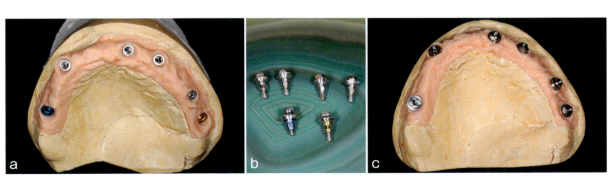

図23-a～c　a：当社に新たに依頼のあった上顎プロビジョナルレストレーション製作用模型．b：平行性に問題があるためチェアサイドと綿密な打ち合わせを行い，XiveインプラントシステムのMPアバットメントを使用することとした．c：MPアバットメントを模型上に装着

101

Case2

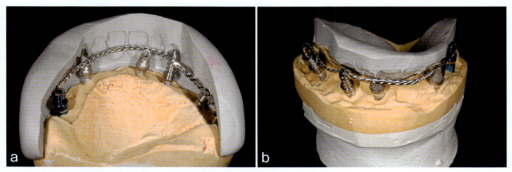

図 24-a,b　MP リテンションスリーブを装着し，補強線を固定する

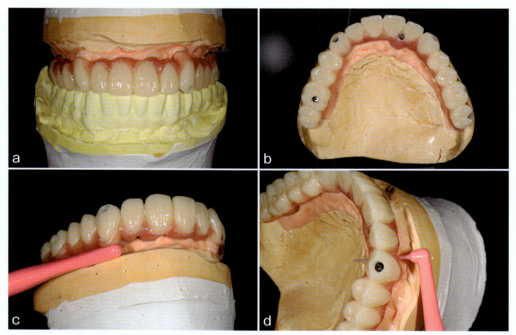

図 25-a〜d　a,b：完成した上顎プロビジョナルレストレーション．c,d：歯間ブラシで清掃性を確認する

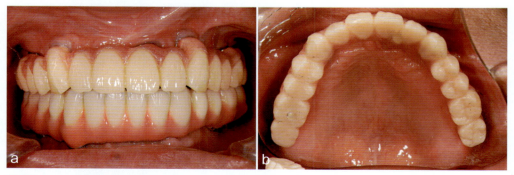

図 26-a,b　上顎プロビジョナルレストレーション装着時口腔内

メタルフレームを使用したフルアーチ症例

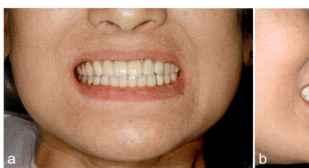
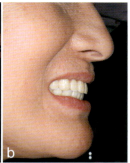

図 27-a, b　同, 顔貌写真

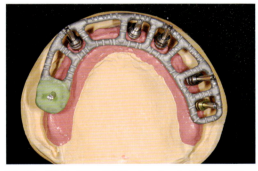

図 28　通法に従いベリフィケーションジグを使用し模型上で1カ所だけ固定しておく．MPアバットメントを装着しているので，連結固定しても心配はない

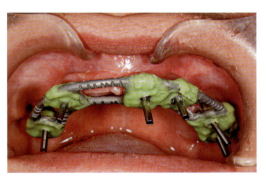

図 29　口腔内でMP印象用トランスファーコーピングとベリフィケーションジグを固定する

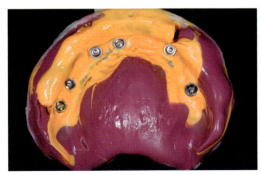

図 30　印象採得

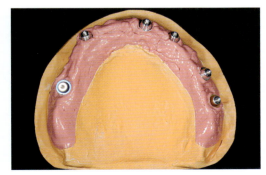

図 31　印象をもとに製作した作業用模型

103

Case2

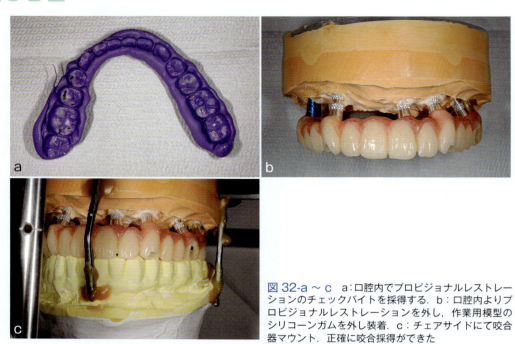

図32-a～c　a：口腔内でプロビジョナルレストレーションのチェックバイトを採得する．b：口腔内よりプロビジョナルレストレーションを外し，作業用模型のシリコーンガムを外し装着．c：チェアサイドにて咬合器マウント．正確に咬合採得ができた

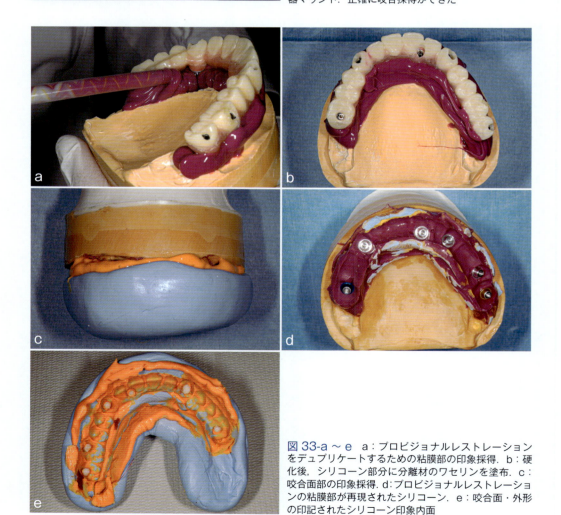

図33-a～e　a：プロビジョナルレストレーションをデュプリケートするための粘膜部の印象採得．b：硬化後，シリコーン部分に分離材のワセリンを塗布．c：咬合面部の印象採得．d：プロビジョナルレストレーションの粘膜部が再現されたシリコーン．e：咬合面・外形の印記されたシリコーン印象内面

メタルフレームを使用したフルアーチ症例

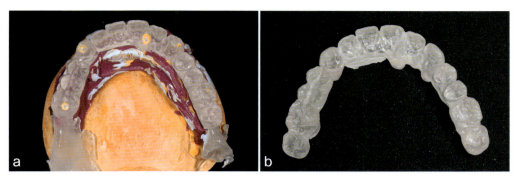

図34-a, b　シリコーンコアに流し込みレジンを流し，咬合器上で修正し形態を整える

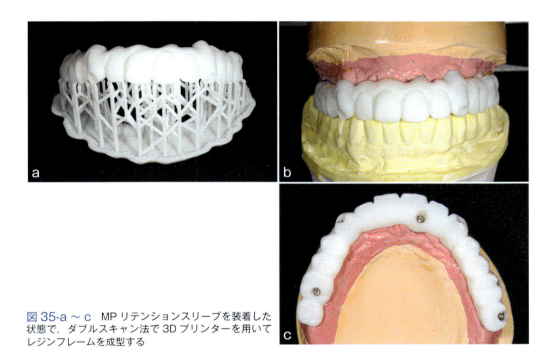

図35-a～c　MPリテンションスリーブを装着した状態で，ダブルスキャン法で3Dプリンターを用いてレジンフレームを成型する

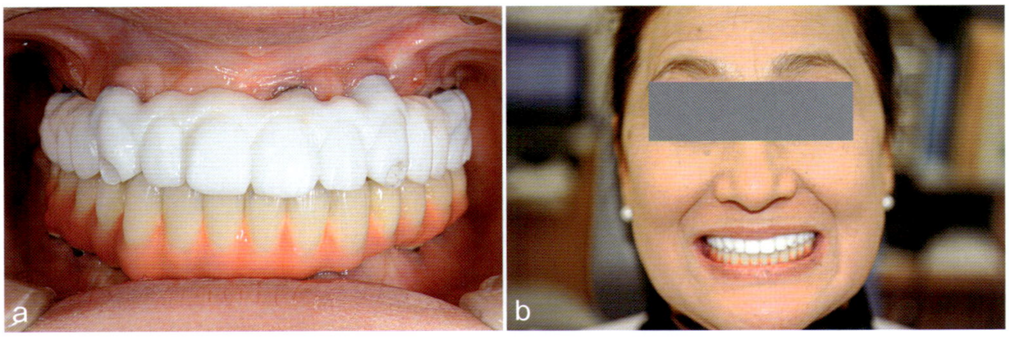

図36-a, b　a：3Dプリンターで製作したレジンフレームの口腔内試適．b：同，顔貌写真．プロビジョナルレストレーション時の不満や不都合をこの時点で修正する

105

Case2

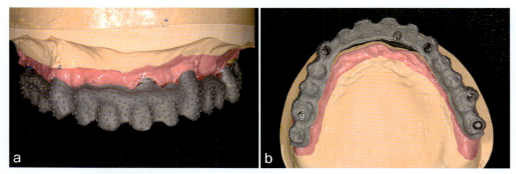

図37-a, b　レジンフレームを模型とともにミリングセンター（アトランティス／デンツプライシロナ）に送り，アクセスホールをASA（アンギュレーテッドスクリューアクセス）により適正な位置になるようにオーダーをかけ，チタンAM（アディティブマニュファクチャリング）Pin Retentionによってアウトソーシングで製作されたAS（アトランティススープラーストラクチャー）チタンフレーム．模型上で試適したところ，適合は良好である．ASAによって適正な位置にアクセスホールが来ているのが見て取れる

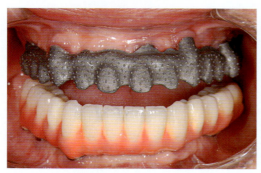

図38　口腔内にチタンフレームを試適．適合状態を確認したところ，大変良好であった

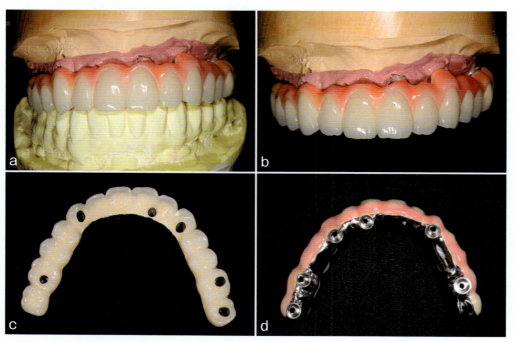

図39-a〜d　ハイブリッドレジン（Sinfony；3M ESPE, CERAMAGE；松風）をレイヤリングして完成．粘膜面はチタンで接触させている

メタルフレームを使用したフルアーチ症例

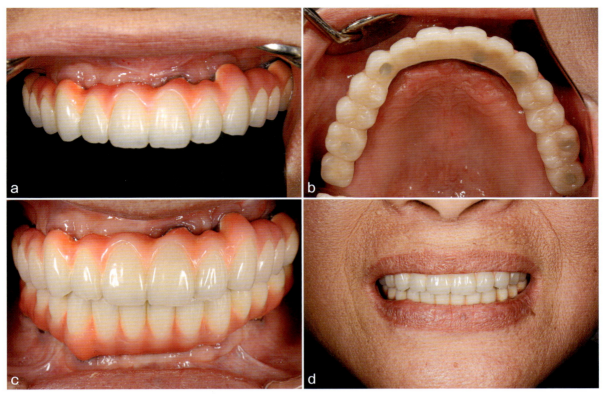

図40-a〜d　a〜c：最終補綴装置装着時口腔内．d：スマイルの状態

おわりに

　本項では，コバルトクロムフレームを用いたセラミックレイヤリング症例と，チタンフレームを使用したハイブリッドレジン症例の2ケースのステップを紹介した．

　Case1は咬合圧が強く，対合歯列に天然歯とジルコニア材料を用いたインプラント上部構造が混在しているため，咬合面をコバルトクロム合金にて再現し，唇側，頰側，粘膜部をセラミックレイヤリングで製作している．この材料選択および設計によって，咬合の変化をシャイニングスポットの観察により再評価，咬合調整しやすく，またプラークが付きづらく清掃しやすいように設計している．

　Case2でチタンフレームを使用しハイブリッドレジンをレイヤリングしているのは，将来性を考慮し患者の生活環境に応じた設計の変更をしやすくすることなどが目的である．また，対合歯列の下顎にチタンフレームを用いたハイブリッドレジンレイヤリングのボーンアンカードブリッジがすでに入っていたため，同素材による咬合面歯冠形態の再現を図り，粘膜面側は生体に優しくプラークの付きづらいチタンでの接触としている．

　これらのようにケースバイケースで材料選択や設計，製作方法は変わるが，正確に口腔内を再現できる印象採得，プロビジョナルレストレーションを使用した再現性の高い咬合採得による咬合器マウント，プロビジョナルレストレーションのデュプリケート印象採得による正確な歯肉粘膜面形態およびオーバーバイト／オーバージェットの再現と，各ステップで注意すべきポイントはどのような症例であっても変わらない．

　以上のように，チェアサイドとラボサイドが同じ情報を共有することによって，お互いの立場でやるべきことを行うだけで，無駄なく簡易的にプロビジョナルレストレーションの形態を最終上部構造に再現でき，治療ステップが後戻りすることなく患者が納得したものを安心して製作することができる．

Chapter 2　Design & Technique

ジルコニアフレームを使用したフルアーチ症例

はじめに

　インプラント治療におけるジルコニアフレームを使用した多数歯欠損やフルアーチ症例の上部構造製作における考え方や治療ステップなどは，メタルフレームを使用した症例と基本的には変わらず，診査・診断よりチェアサイドと共に検討してきた設計から，プロビジョナルレストレーションで培った情報をいかに正確に最終上部構造に落とし込めるかという点が重要となる．

　一方で異なる点もあり，万が一適合不良などがあった場合には修正することができない．ジルコニアフレーム自体を切って，同じ強度でつなげることができないからである．さらに，プラークの付きにくさや価格変動がほとんどなく安定している点などは非常に良い材料だと評価できるが，まだまだ歴史も浅く長期にわたる評価はこれからだと感じている．筆者自身，ジルコニア自体の特性を完全に理解できているとは言えない．また，チェアサイドとの見解も温度差があるように感じている．メタルフレームとは材料の違いにより扱い方が全く異なるので，ここでもチェアサイドとの情報共有が大変重要になるところである．そのために，より適合精度を獲得する面でのステップがより重要になる．これらのポイントを実際の臨床を通しステップで紹介してみたい．

ジルコニアフレームを使用したフルアーチ症例における上部構造製作で留意するポイント

　ジルコニアフレームを使用したフルアーチ症例における上部構造製作で留意するポイントは，先にも紹介した通り，現時点ではジルコニアフレーム自体を切って同材料で化学的に連結することができない点である．

　次に，ジルコニア自体強度はあるがセラミックスであるため，作業時のエラーや焼成温度コントロールによりクラックが発生する可能性を秘めている点も留意したい．3Y，5Y，4Y，混合とジルコニアの種類が増え，症例選択がしやすくなった反面，初期のジルコニアに比べて扱い方が繊細になってきているように感じている．シンタリング後のジルコニアフレームの連結部分，下部鼓形空隙や上部鼓形空隙に不用意にダイヤモンドディスクを深く入れただけで，また注水下であってもエアタービンで圧力をかけ荒いダイヤモンドポイントで切削しただけでもマイクロクラックを生じさせ，その後焼成した際にクラックが広がり，少しの力で破折してしまうこともある（図1）．

　また，焼成温度の冷却コントロールも焼成する都度，細心の注意を払わないと厚みの違う部分などにクラックが生じやすい．インプラントケースは特に厚い部分と薄い部分とが混在しているため，1回の焼成スケジュールに毎回30分近い時間を要している．クラックを発見する専用の液があるので活用してほしい．

　ジルコニアディスクには様々な種類があるが，フルアーチに耐えうるジルコニア自体の強度も大変重要である．当社ではフルアーチ症例や多数歯症例には強度の違うグラデーションディスクは使用していない．切縁は透光性が増すが強度が弱く，歯頸部にいくに従って透光性は落ちるが強度が増しているというディスクである．どの部分に連結強度を持たせることが重要になるかなど，計算

ジルコニアフレームを使用したフルアーチ症例

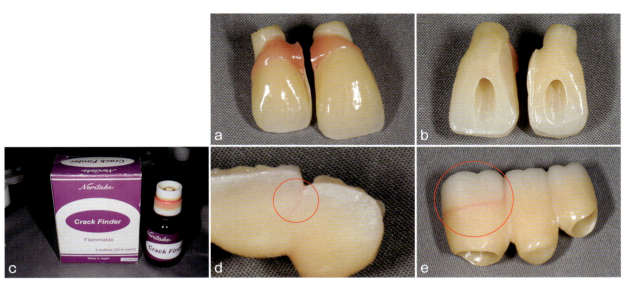

図1-a〜e　a, b：上部鼓形空隙を自然に見せるため深くディスクを入れ、グレーズ後に破折したジルコニアフレーム。従来タイプの3Yのジルコニアでは下部鼓形空隙には注意を払っていたが、上部鼓形空隙で破折した経験はない。c〜e：『クラックファインダー』（クラレノリタケデンタル）を浸透させたジルコニアフレーム。赤丸のところに浸透しているのが見て取れる

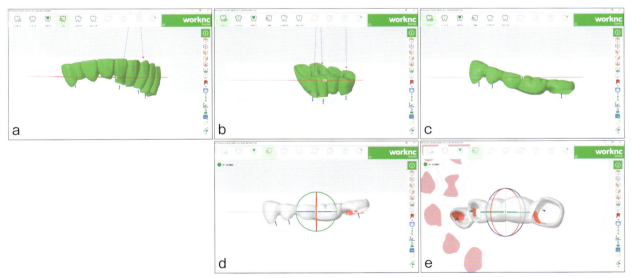

図2-a〜e　a〜c：ネスティングした画像。歯冠長の長さや着脱方向、アクセスホールの方向の違いなどで、グラデーションジルコニアディスクを平行に置くことができない。d, e：無理に平行に置いた場合、アンダーカットができてしまい、加工機の種類によっては削り残しや、チップなどの原因にもなりかねない。5軸加工機でそれなりのパスがあれば切削はできる可能性はあるが、その分時間を要する

が立たないのが理由である。また多数歯ともなると、色のグラデーションをすべての歯に同程度に割り振るのは不可能に近く、シェードの面でも安定したクオリティでの品質管理が困難である。たとえ5軸の加工機であっても着脱方向やアンダーカット量などでネスティングの際、咬合平面が同じ面で揃えられない（図2）。当社では、通常のケースでは4Yのエナメルシェードの単色ディスクでミリング加工後カラーリングすることで常に強度を持ち、シェード面でも安定したクオリティを維持するよう努めている。

Case 一体型ボーンアンカードジルコニアブリッジ

　患者は64歳女性．上顎フルデンチャーをなくしたためインプラントにしたいとの希望で，紹介を受け来院．サイナスリフト後，ジルコニアレイヤリングタイプボーンアンカードブリッジを一体型で製作（担当歯科医師：児玉利朗先生，北條彩和子先生，中村　慧先生）．

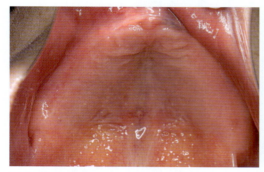

図3　初診時口腔内

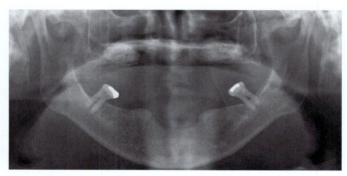

図4　同，パノラマX線写真

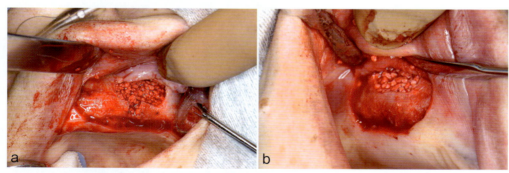

図5-a, b　右側上顎洞底にラテラルウィンドウテクニックでサイナスリフトし骨造成．b：4カ月後，左側上顎洞底に同様の手法で骨造成を行う

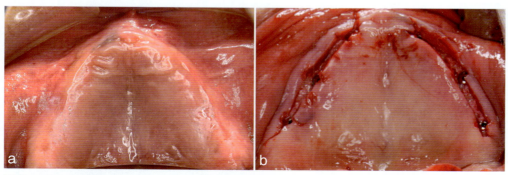

図6-a, b　6カ月後，アストラインプラントを埋入

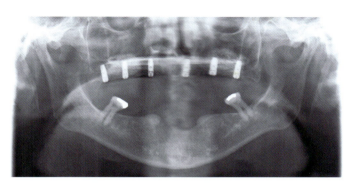

図7 インプラント埋入後のパノラマX線写真

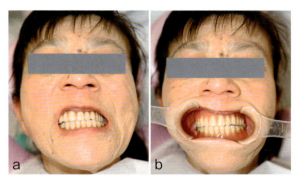

図8-a, b 8カ月後の口腔内所見．仮義歯の正中咬合平面を確認する

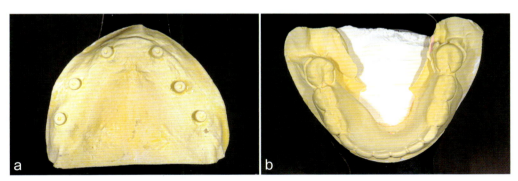

図9-a, b アルジネート印象によって製作した作業用模型．上顎はヒーリングキャップが入っている状態，下顎は義歯の入った対合歯

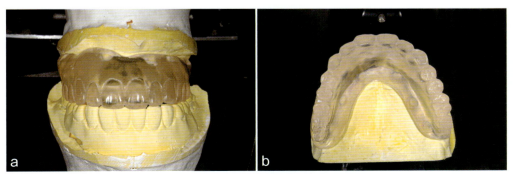

図10-a, b 仮義歯をデュプリケートして製作した流し込みレジン義歯

Case

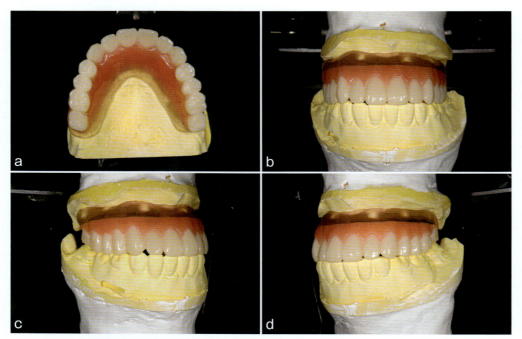

図11-a～d　プロビジョナル製作用デンチャー．ヒーリングアバットメント部分は透明レジンを残しておく

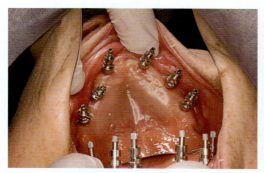

図12　ユニアバットメントを装着後，口腔内に装着した印象用パーツ

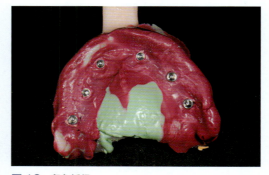

図13　印象採得

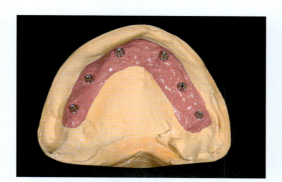

図14　アストラユニアバットメント用インプラントレプリカの入った作業用模型

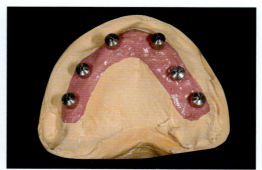

図15　作業用模型に口腔内と同じヒーリングアバットメントを装着する

ジルコニアフレームを使用したフルアーチ症例

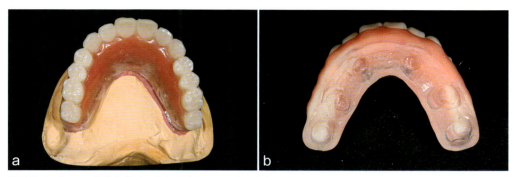

図 16-a, b　a：作業用模型に合うか確認．b：プロビジョナル用デンチャーを口腔内でユニアバットメント用に変え，ヒーリングアバットメントに透明レジンでウォッシュした内面

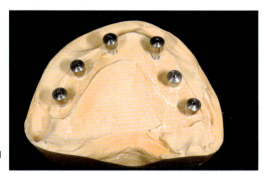

図 17　作業用模型のシリコーンガムを外し，口腔内と同じヒーリングアバットメントを装着

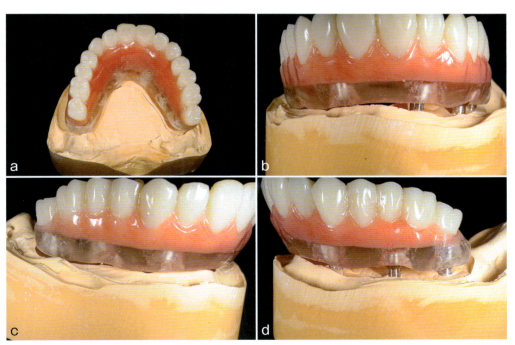

図 18-a 〜 d　作業用模型に適合するように調整．クリアレジンなので確認しやすい

Case

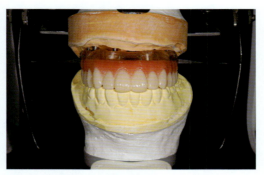

図19 適合確認したところでチェックバイトを確認後, 咬合器マウント

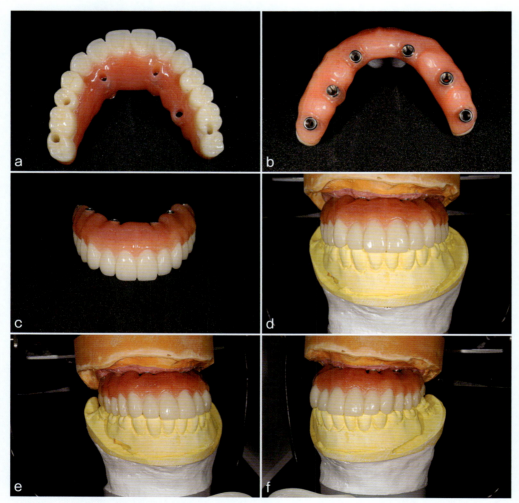

図20-a〜f ユニアバットメント用テンポラリーシリンダーを装着し, プロビジョナル用デンチャーをプロビジョナルインプラントブリッジに改造

ジルコニアフレームを使用したフルアーチ症例

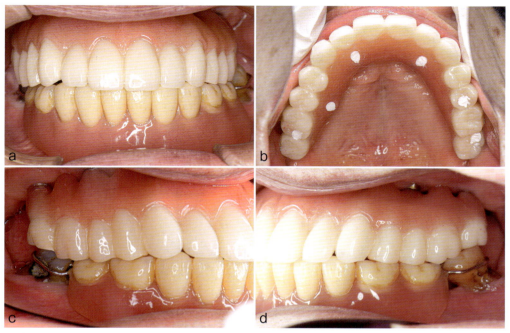

図21a〜d　口腔内に装着したプロビジョナルレストレーション

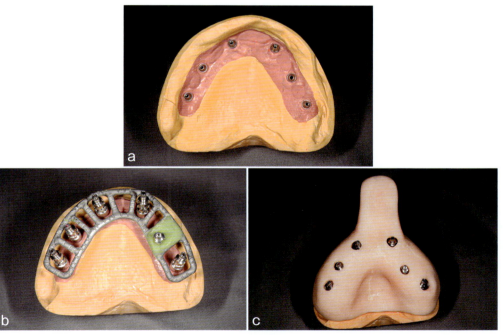

図22-a〜c　プロビジョナルレストレーションにより顎位，咬合，歯周組織などが安定したら，最終上部構造製作用のバリフィケーションジグとオープンタイプの個人トレーを製作する．a：プロビジョナルレストレーション時の模型．b：ユニアバットメントのようにブリッジを目的にしたシステムの場合は，すべての印象用パーツを確実に連結固定する必要がある．そのためカスタムでコバルトクロム合金により製作し，1カ所だけフィクスピード（ジーシー）で連結させておく．c：バリフィケーションジグの上からオープンタイプの個人トレーを製作

115

Case

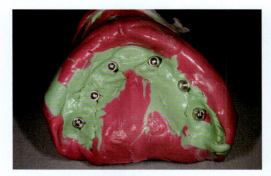

図23 最終精密印象採得

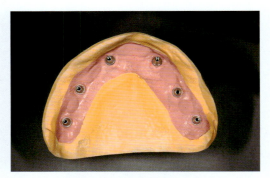

図24 最終印象から製作した作業用模型

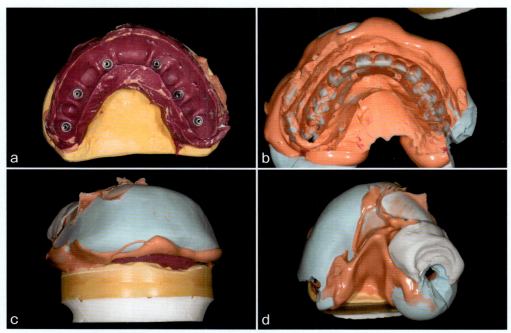

図25-a〜d チェアサイドでプロビジョナルレストレーションを使用し咬合器マウント後，作業用模型上でプロビジョナルレストレーションのデュプリケート用印象を採得する

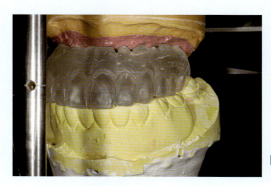

図26 デュプリケート用印象に流し込みレジンを流し，咬合器上でバイトや形態を修正する

116

ジルコニアフレームを使用したフルアーチ症例

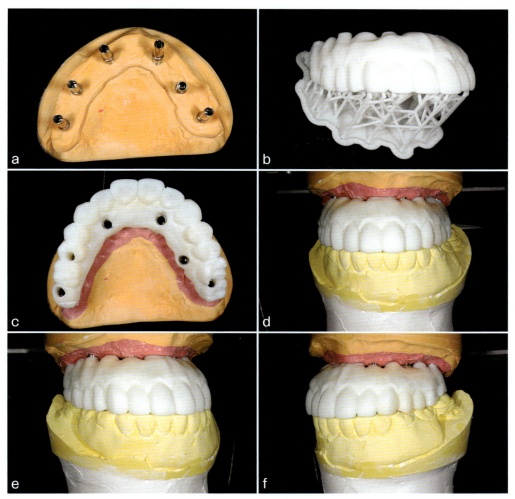

図27-a～f　バイトや形態を修正した透明レジンを，CAD/CAMで設計し3Dプリンターでホワイトレジンに置き換える

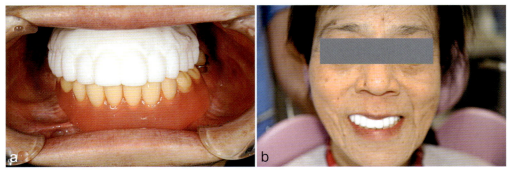

図28-a, b　a：3Dプリンターによって製作したレジンフレームを口腔内に試適．正中，咬合平面，患者の要望などを確認する．b：スマイル時の顔貌

Case

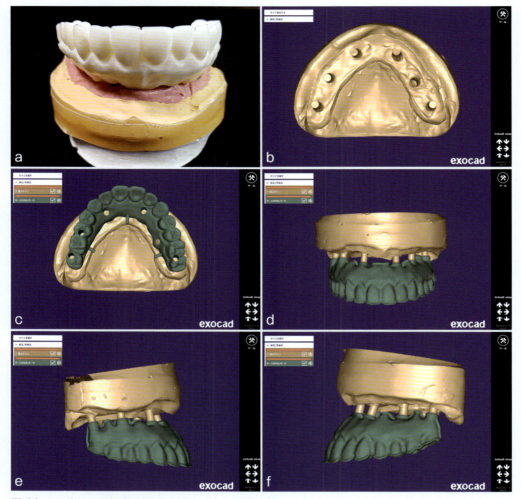

図 29-a～f　a：口腔内試適後，アウトソーシングするためレジンフレーム上にカットバックのラインを描記する．b～f：30mm のディスクが生産されているが，加工が当社ではできないため別のラボ（Johnny's Factory）にアウトソーシングで発注した．exocad webview でスキャンした作業用模型とデザインしたデータを確認し，加工を依頼

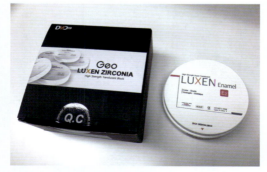

図 30　今回使用した 30mm のジルコニアディスク（LUXEN ENAMEL E2）

ジルコニアフレームを使用したフルアーチ症例

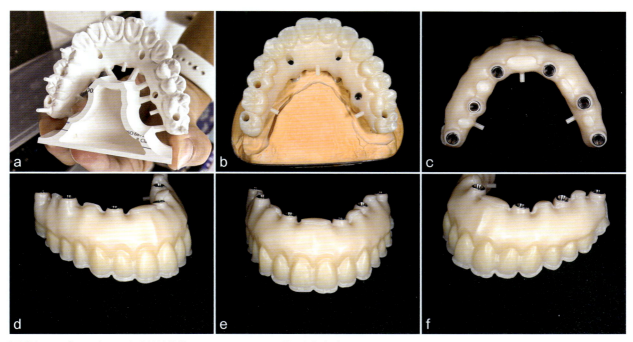

図31-a～f　a：加工した半焼結状態のフレーム．b～f：納品されたジルコニアフレーム

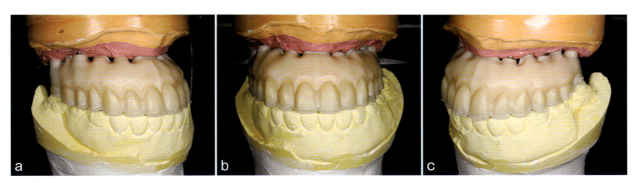

図32-a～c　模型上で確認したところ，チタンベースの適合も良く，歯冠と歯肉の境も大変きれいに加工されている．適合もバイトも問題ない

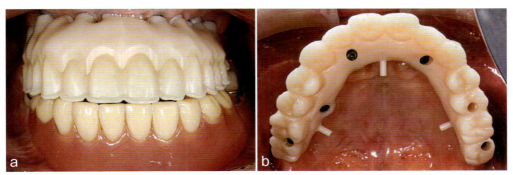

図33-a，b　チタンベースを仮着材で仮止めし，口腔内に試適

119

Case

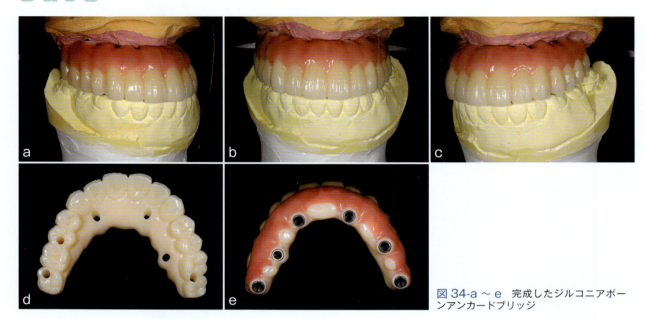

図 34-a 〜 e 完成したジルコニアボーンアンカードブリッジ

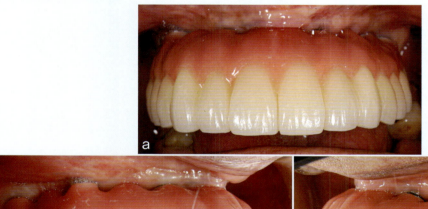

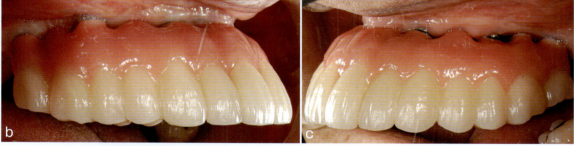

図 35-a 〜 c 最終補綴装置装着後の口腔内

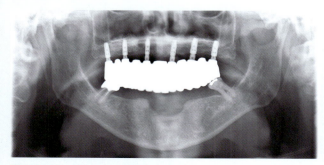

図 36 同，パノラマ X 線写真

ジルコニアフレームを使用したフルアーチ症例

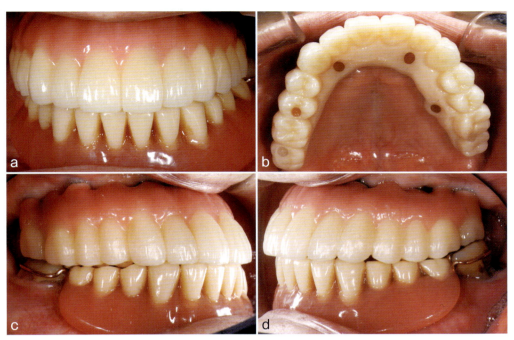

図37a～d 装着1年10カ月後の口腔内．下顎も新製された義歯が装着された

おわりに

インプラント治療におけるジルコニアフレームを使用した多数歯欠損やフルアーチ症例の上部構造製作は，材料の特性により難しい設計を余儀なくされる場合もあり，メタルフレームと比較し審美面で優位な一方，強度面を考慮するとリスクがないわけではない．ディスクのサイズによっては製作物がおさまりきらず二重構造になってしまい，設計が複雑になりコストも上がってしまう．近年30mmのジルコニアディスクが生産されたため，シンプルで壊れにくい上部構造は製作しやすくなったが，切削加工するミリングマシンや加工パス，ミリングバーなどは小規模ラボで対応するには高価であり，かなり重量があるため設置する条件などもハードルが高い．3Y，5Y，4Y，混合とジルコニアの種類が増え症例選択がしやすくなった半面，初期のジルコニアに比べて扱い方が繊細になってきている．インプラント症例はジルコニアフレームを焼成する場合，焼成スケジュールもゆっくり徐冷するため1回焼成するたびに30分近く掛かる．

奇しくもチェアサイドでは，ジルコニアはCAD/CAMによって，安く安定的に，さらに簡易的にどのようなケースにもメタルフレームに代わり製作できると思っている先生方が少なくない．ジルコニアの正しい扱い方やリスクも含め，チェアサイドともっと情報共有していく必要があると感じている．様々なメーカーから多様なジルコニアのディスクが販売されているが，すべてを検証し選択するのは研究機関でない限り，時間的にもコスト的にも特に我々のような小規模のコマーシャルラボでは不可能に近い．まだまだ臨床的に歴史が浅く，データを蓄積している最中である．これからもデータや情報を収集し，この材料とうまく付き合っていかなければいけないと考えている．

また，ジルコニアフレームを使用した上部構造はプラークも付きにくくきれいに仕上がるが，後に設計変更することなどが不可能に近い．メタルフレームと違い切ったり足したりが自由にできないためである．何かあった場合には，新たに製作し直さなければならず，大きなリスクになることも忘れてはならない．この点も患者に理解してもらい，チェアサイドと共に情報共有することが最も重要な部分である．

Chapter 2　Design & Technique

IOSを用いた
セメントリテイン症例

はじめに

　アナログ印象によるインプラント治療について説明してきたが，近年IOSがインプラント治療において認可を取得したことにより，上部構造の製作をより簡便に進めていけるようになった．IOSは天然歯補綴よりも，インプラント治療における印象採得のほうがより使用に適していると考えている．それは，規格化されたパーツを用いて，歯肉縁下深い部分でも正確に印象採得が可能なためである．

　天然歯補綴の印象採得においてマージンが歯肉縁下深い場合，アナログの印象採得では加圧により歯肉縁下まで印象材を入れることができるが，IOSにおいては見える部分のみしか採得できないため歯肉圧排が特に重要となる．一方インプラント治療の印象採得においては，歯肉退縮の危険性があるため歯肉圧排は極力避けたい．こうした場合，チェアサイドのIOSとラボサイドのデジタル機器によるデジタルデータを駆使することによって，歯肉縁下深いアバットメントのフィニッシュラインも正確に再現でき，患者の負担を軽減させることができる．しかし当然ながら，正確で患者負担の少ない治療は，IOS，歯科技工作業で使用するデジタル機器，付随するソフトやパーツ類についてチェアサイドとラボサイドが十分理解し，同じ情報を共有していなければ成し遂げられない．

　本項では，どのようなステップ，どのような情報共有が必要かについて，セメントリテイン症例を通じて説明したい．

IOS症例におけるデータの受け渡し

　IOS機器もすでにいくつかのメーカーから販売され，今後も数多くの機種が登場すると予測できる．現在当社では，3Shape社の『TRIOS』とDentsply Sirona社の『Primescan』，アライン・テクノロジー社の『iTero』，MEDIT社の『i700』のデータを多く受け取っている（図1）．

　基本的にIOSを使用した印象採得データは，機種により受け取り方が異なる．通常，同じメーカーのIOSとラボサイドのデザインソフトを通じて，それぞれの専用ソフトを使用し，インターネットを介在してメーカー専用の拡張子でのデータ受け渡しが可能になる（図2）．

　またIOSの機種の違いとは別に，最終的に何のパーツを使用し，何を製作するのかによって，口腔内で用いるスキャンボディのパーツ選択が決定される．これはスキャンボディとアバットメント，3Dモデルで使用するインプラントアナログまでが，設計するデザインソフト内のライブラリーにより紐づいているからである．そのシステムによってスキャンボディがすべて異なることを理解しておく必要がある．チェアサイドとラボサイドで，これらの情報を治療前の段階で共有できていなければ，当然上部構造の製作に進むことができない．IOSの機種による違いも精度やチェアタイムなどに影響するが，それ以上に大切なのが情報の共有であり，ラボサイドのデザインソフト内のライブラリーにどのメーカーのパーツが入っているのか，ミリングセンターで加工するのにどのスキャンボディで印象採得してもらう必要があるのかなどの詳細をラボサイドでしっかりと把握し，チェアサイドに正確にスキャンボディの選択を指示できるかに

IOSを用いたセメントリテイン症例

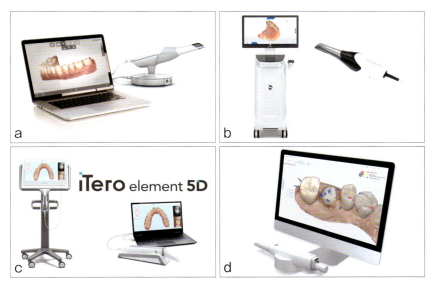

図1-a〜d　a：TRIOS（3Shape），b：Primescan（Dentsply Sirona），c：iTero（アライン・テクノロジー），d：i700（MEDIT）（写真は各社HPより）

	3Shape	in Lab	Straumann CARES	exocad（GeoMedi）
デザインソフト	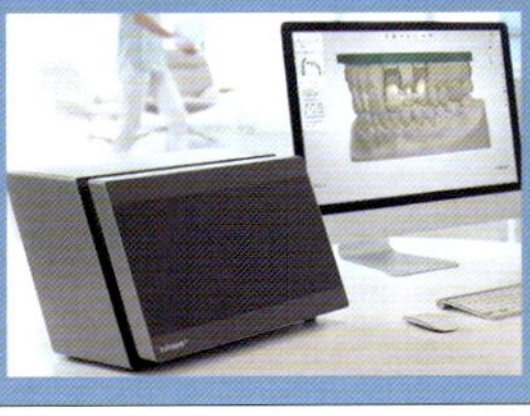	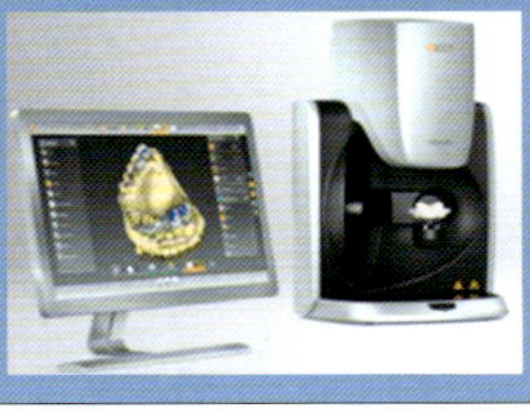	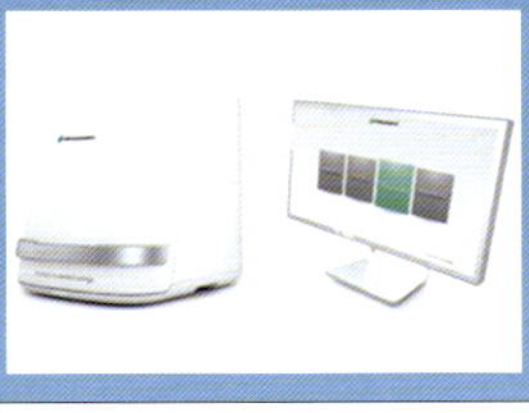	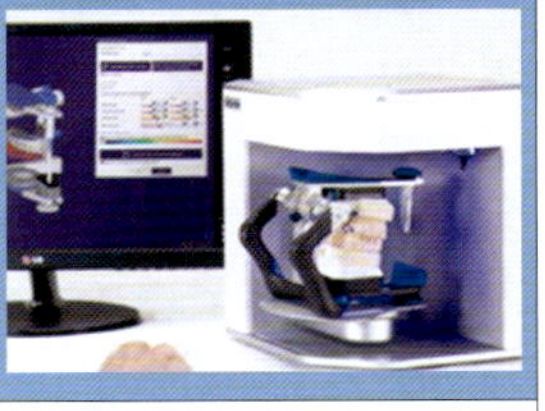
当社で対応しているインプラントライブラリー	Straumann CARES GeoMedi 松風 S-WAVE 白鵬 DTI	アトランティス	Straumann CARES Medentika 白鵬 DTI	GeoMedi

図2　当社で使用しているデザインソフトと，インプラントメーカー純正やサードパーティ製など，様々なインプラントライブラリーが存在する中，当社で対応しているインプラントライブラリー（写真は各社HPより）

かかっている．

　デザインソフト内のライブラリーの種類も様々であり，各インプラントメーカー別，中でも純正品またはサードパーティー製，各ミリングセンターで扱っているカスタムアバットメント等のインプラント接合部などもCAMソフトと紐づいていたりする．これらをすべて把握しているラボサイドが中心となり，設計を進めていくといっても過言ではない．また，IOSを使用した印象採得では，無駄な情報が多くデータ量が大きくなってしまうとソフトがスムーズに動かない．かといって，データが足りなくても設計に支障をきたしてしまうため，必要な部分を正確に印象採得してもらえるように依頼するのもラボサイドの役割である．インプラント上部構造の設計は天然歯の補綴装置を設計するのと異なり，様々なデータをマッチングさせて1つのデータとして設計していく．そのため，マッチングしにくいデータでは治療を先に進めることができず，アナログ技工以上の密なコミュニケーションが必須である．

Case1 セメントリテイン単冠症例

患者は33歳女性．7⏋は根尖性歯周炎により保存不可能となり抜歯．その後，矯正治療を経て 6 4⏋部にインプラント治療を希望し，インプラント埋入．インプラントは 4⏋がStraumannNC，6⏋がStraumann-RCである．アトランティスでカスタムアバットメントを製作し，インハウスでモノリシックジルコニアの上部構造を製作した（担当歯科医師：小島康佑先生）．

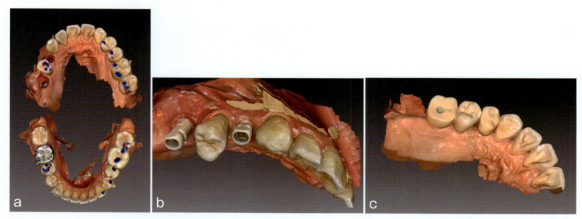

図3-a～c インプラント埋入8カ月後，プロビジョナルレストレーションを経て，IOSにて最終印象採得．a：上下顎のIOSデータ．b：スキャンボディを装着して印象採得〔アトランティス製作用スキャンボディ『IO FLO』（Dentsply Sirona）〕．c：プロビジョナルレストレーション装着後のスタディモデルデータ

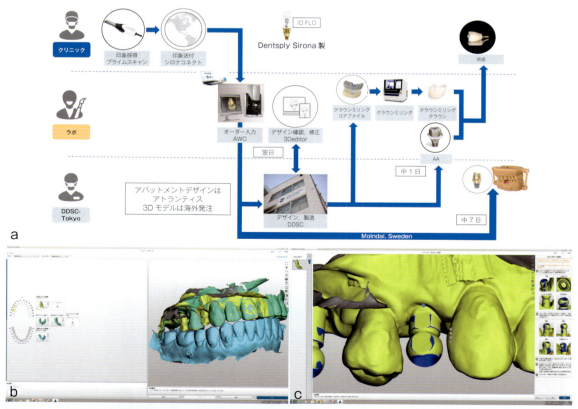

図4-a～c a：アトランティスのスキャンボディで印象採得した場合のワークフロー．b，c：IOSデータをSTLデータにエクスポート．アトランティス スキャンアップロードにてオーダーを行う

IOS を用いたセメントリテイン症例

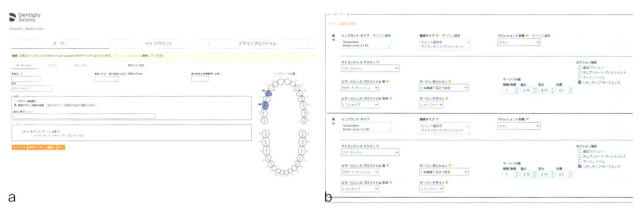

図 5-a,b　アトランティス Web オーダーで詳細を指示し発注する．アトランティスの場合，設計終了後にコアファイルの提供を行っているので，この時点でコアファイルのオーダーにチェックを入れておく．コアファイルとはアバットメントや口腔内データを，アバットメント納品前にデジタルデータで提供するサービスであり，これを活用してアバットメントが届く前に上部構造の設計，製作を進めておくことができる

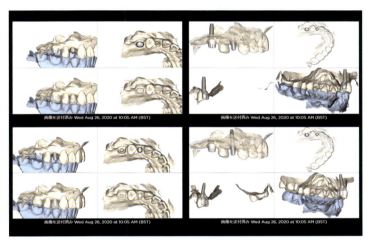

図 6　アトランティス側でデータを受信後，アバットメント設計をした後に確認のメール配信が行われる．ラボサイドでウェブ上にて画像を確認後，修正箇所があれば 3D エディタで修正，なければ確認終了のチェックを入れ製作に進んでもらう

図 7　設計確認を行うとコアファイルをダウンロードできるようになり，納品前にラボサイドで上部構造製作を行うことができる

125

Case 1

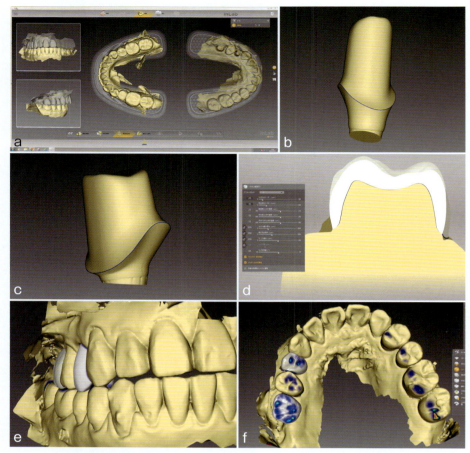

図8-a〜f コアファイルをダウンロードし，事前に inLab 上で上部構造の設計を行い，加工まで終える

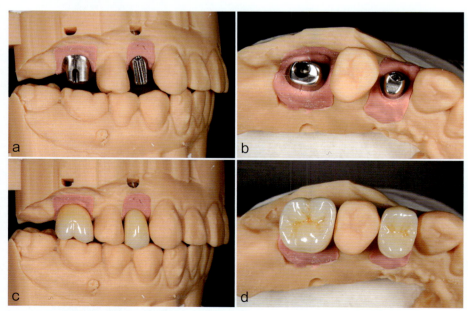

図9-a〜d アトランティスから届いたアバットメントとインハウスで製作したモノリシックジルコニアクラウン．3Dプリント模型上で適合確認を行う．ほとんど調整することなく装着することができた

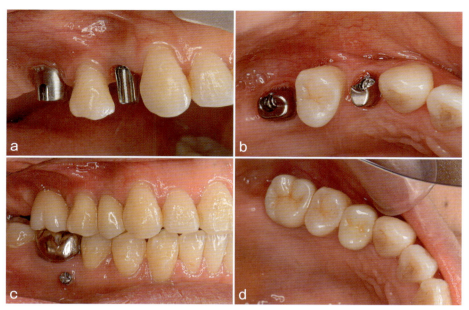

図10-a～d　口腔内にほぼ無調整で装着されたアトランティスアバットメントとモノリシックジルコニア上部構造

Case2　セメントリテインブリッジ症例

患者は49歳男性．下顎右側欠損部にインプラント治療を希望して来院（担当歯科医師：小島康佑先生）．

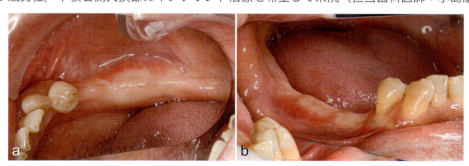

図11-a, b　下顎右側欠損部

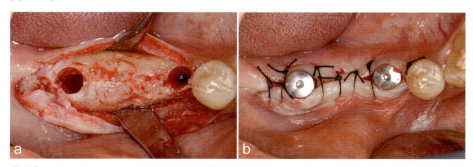

図12-a, b　Straumann製SPRNインプラント埋入

Case2

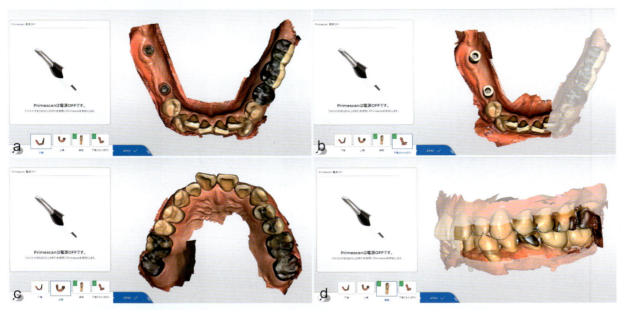

図13-a～d　インプラント埋入3カ月後，アバットメント＋プロビジョナルレストレーションの印象採得を行う

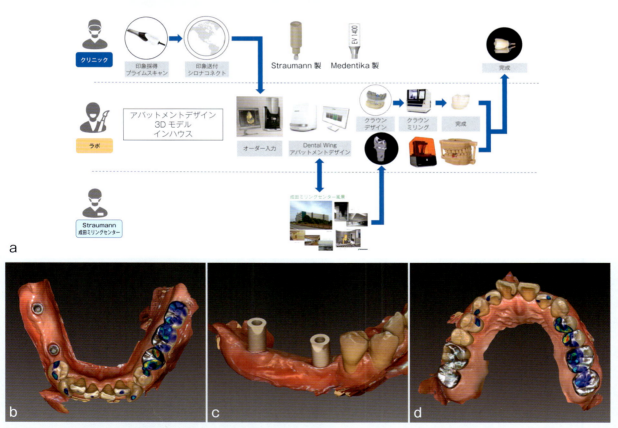

図14-a～d　a：Straumannのスキャンボディで印象採得した場合のワークフロー．b～d：ラボサイドでシロナコネクトにより受け取ったデータ

IOSを用いたセメントリテイン症例

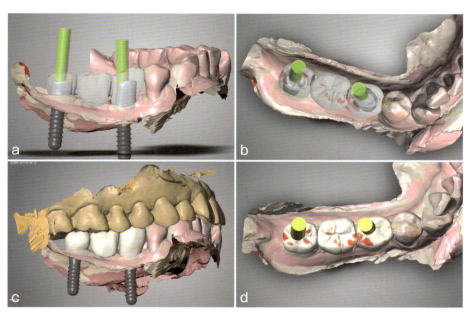

図15-a～d Straumann社のケアーズバーチャルデザインソフトにデータを移行してアバットメントの設計を行う．完成したデータをStraumann CARESに送信し，ミリングセンターで加工してもらう

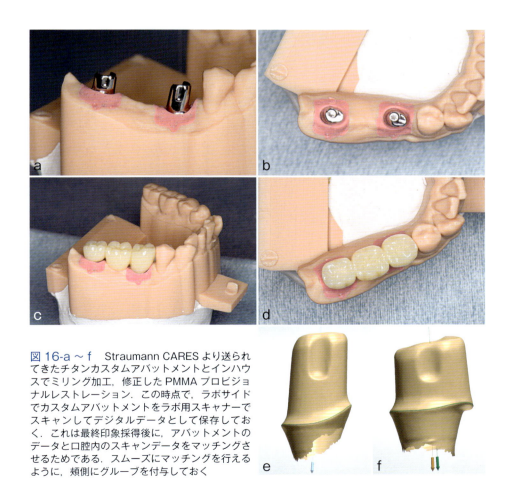

図16-a～f Straumann CARESより送られてきたチタンカスタムアバットメントとインハウスでミリング加工，修正したPMMAプロビジョナルレストレーション．この時点で，ラボサイドでカスタムアバットメントをラボ用スキャナーでスキャンしてデジタルデータとして保存しておく．これは最終印象採得後に，アバットメントのデータと口腔内のスキャンデータをマッチングさせるためである．スムーズにマッチングを行えるように，頬側にグルーブを付与しておく

Case2

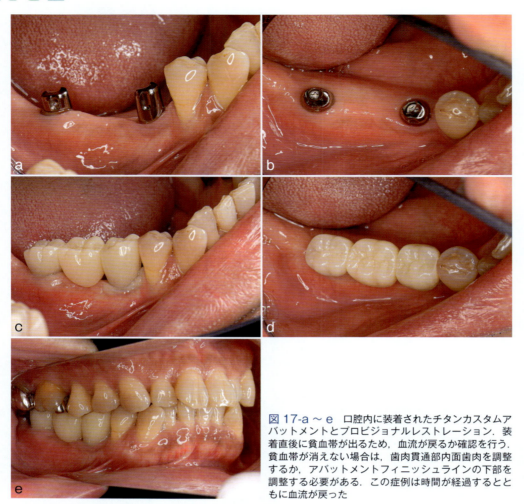

図17-a～e 口腔内に装着されたチタンカスタムアバットメントとプロビジョナルレストレーション．装着直後に貧血帯が出るため，血流が戻るか確認を行う．貧血帯が消えない場合は，歯肉貫通部内面歯肉を調整するか，アバットメントフィニッシュラインの下部を調整する必要がある．この症例は時間が経過するとともに血流が戻った

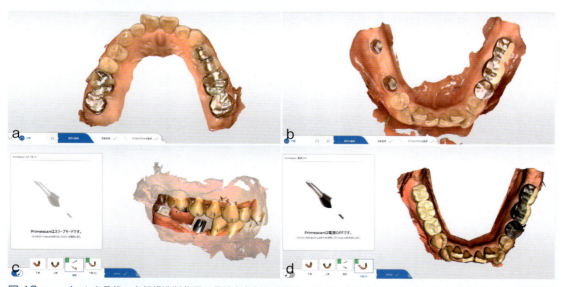

図18-a～d 1カ月後，上部構造製作用の最終印象採得を行う．チタンカスタムアバットメントを本印象として採得するが，アバットメントの上部構造マージンであるフィニッシュラインが歯肉縁下に入っている場合，天然歯の印象採得時のような歯肉圧排やアバットメントを口腔内から外して印象を採得することは，リセッションのリスクがあるため極力行いたくない．ここでアバットメント製作時にラボサイドでスキャンしておいたデータを活用することによって，正確に設計することができる

IOSを用いたセメントリテイン症例

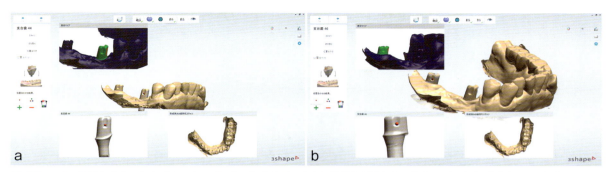

図19-a, b　事前にスキャンしておいたアバットメントのデータと最終印象採得した口腔内のデータをデザインソフト上でマッチングさせた状態．アバットメント単体のデータを口腔内のスキャンデータにマッチングさせることで，マージンが歯肉縁下深くの症例であっても問題なく正確にデザインを先に進めることができる

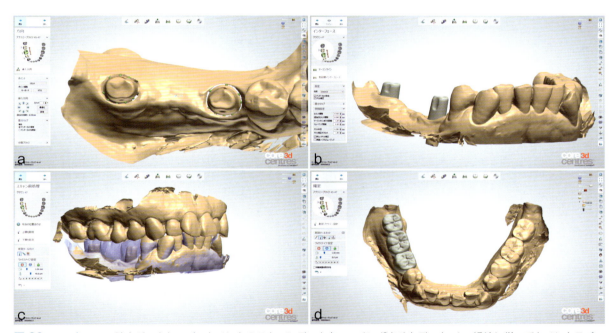

図20-a～d　a：口腔内データとアバットメントのスキャンデータをマッチングさせたデータ．b：通法に従ってセメントスペースを確保する．c：プロビジョナルレストレーションのスタディモデルのデータを参考にする．d：最終上部構造の設計を完成させる

131

Case2

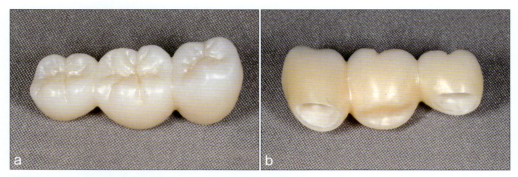

図21-a, b　シンタリング後のモノリシックジルコニア上部構造

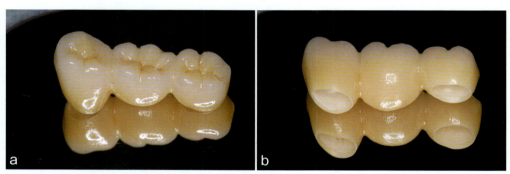

図22-a, b　ラボサイドで完成した上部構造

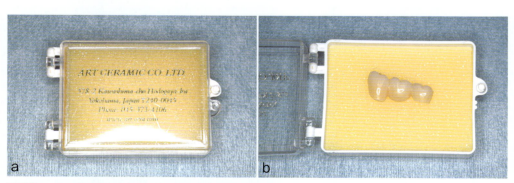

図23-a, b　模型レスで製作したため上部構造のみで納品

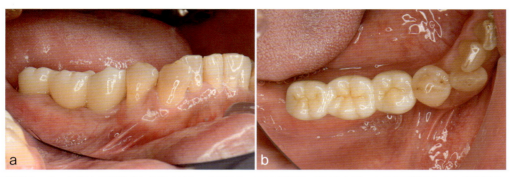

図24-a, b　口腔内に装着されたモノリシックジルコニア上部構造．デジタルデータのみで製作した上部構造は，アナログで印象採得した場合に比べ，口腔内での調整は極端に少ない

おわりに

　IOSを使用したインプラント上部構造製作は，各社IOSの利点や欠点，製作上のフローチャート，それにまつわるパーツ選択など，チェアサイドとラボサイドが同じ情報を共有していなければ成功しない．チェアサイドでの印象時に用いられたスキャンボディによりラボサイドのデザインソフトのライブラリーが活かされ，デジタルデータのまま製作を進めることによりエラーを最小限に抑えることができる．この情報共有ができていないと，間接法で製作するアナログ技工とは別のエラーが付きまとい，口腔内装着時の調整量も従来と何も変わらないだけでなく，原因不明の再製作などに悩まされることになる．IOS上では，スキャンボディの歯肉縁上の形態のみを基に，インプラントの位置関係を再現する．そして，スキャンボディの種類や口腔内にどのサイズの何のインプラントが埋入されているといった情報によって，ライブラリーからインプラントの種類やサイズを選択していくため，IOSのデータのみならず，パーツの詳細などもチェアサイドからラボサイドにしっかりと伝えておくことが重要となる．

　例えば，チェアサイドでは最終的にインプラントメーカー純正で製作したいと思いながら，サードパーティー製のスキャンボディで印象を採得してしまうといったケースがある．その場合ラボサイドは一度3Dプリント模型に起こし，ラボスキャナーによって純正のスキャンボディを立て直してから再度スキャンを行うなど，間接法と全く同じ作業をすることになる．そして，その製作法がまたチェアサイドに伝わらず，同じことの繰り返しでエラーが回避できずに悩むこととなる．

　また，3Dプリント模型にインプラントアナログを装着する際には，3Dプリント模型の適合精度ももちろん重要だが，人の手で装着するためデジタル技術とは別にヒューマンエラーも起こりうる．レイヤリングなどで模型が必要となる場合はその作業だけに特化して，それ以外のプロキシマルコンタクトやオクルーザルコンタクト等はデジタルデータだけで仕上げられるようなシステムを，ラボサイドは構築しておくべきである．特にモノリシックジルコニアで上部構造を製作するケースなどでは，できれば模型レスで対応したい．3Dプリント模型製作の工程を減らし時間短縮につながるだけでなく，材料の無駄をなくすことで産業廃棄物の量も減少し，環境にも優しくなる．

　このように治療をエラーなく，ストレスなく進めていくためには，チェアサイドとラボサイドの双方が最低限それぞれの仕事を把握し，ディスカッションを定期的に行い，お互いに情報をアップデートしていくことが成功への近道と考えている．

Chapter 2　Design & Technique

IOSを用いた
スクリューリテイン症例

はじめに

　スクリューリテイン症例について，基本的にはセメントリテイン症例とIOSによる印象採得に関しては変わらない．当然ながら，事前にスクリューリテインのプロビジョナルレストレーションによって歯肉貫通部を調整しておくことは，インプラント治療にとってはアナログの場合と同様，大変重要である．IOSでの印象採得ができるようになったからと言って，作業ステップを短縮できるわけではない．プロビジョナルレストレーションをチェアサイドで足したり削ったりしながらアナログ作業で試行錯誤し，ジンジバルラインや歯肉の厚み・歯冠形態など，歯肉貫通部を繊細に調整することは必須である．

　それをIOSで正確に印象採得し，プロビジョナルレストレーションの記録を残すことで，今までのアナログ印象に比べて格段にスムーズに進めることができる．各スキャンボディの種類によってラボサイドで使用しているデザインソフトのライブラリーが紐づけられており，中間構造のパーツや3Dプリント模型用インプラントアナログの形状までが決められてしまうため，どのメーカーのスキャンボディを用いてIOSの印象採得を行ったか，そして実際に口腔内に埋入されているインプラントメーカーの種類とサイズ等を，正確にチェアサイドとラボサイドで共有しなければならない．

　セメントリテイン症例と大きく異なるのは，上部構造まで一体化させて金属で製作する場合を除き，中間構造物であるチタンベースやカスタムベースソリューションと上部構造体であるジルコニアを，チェアサイドではなくラボサイドにおいてセメント合着する点である．そのため，正確なインプラントポジションを確認することが大変重要となる．位置的なズレが再製作やチェアサイドでの調整などストレスになるので，ここだけはアナログでのインプレッションコーピングのインデックスを必ず採得してもらうようお願いしている．

IOSを用いた症例において
必要不可欠なデータ

　本項ではIOSのインプラント症例において，チェアサイドから必ず提供してもらいたいデータと，このパーツは必ず採得してもらいたいというインデックスを留意するポイントとして紹介したい．

　IOSの印象採得データとしては，インプラント部のプロビジョナルレストレーションを外したフィクスチャーレベルの本印象が最も重要となる．まず，プロビジョナルレストレーションを外す前に正確に全体の印象採得を行い，スタディモデルとして活用する．そしてこのデータを本印象，スキャンボディ印象それぞれのフォルダにコピーしたうえで，インプラント部周辺のみ削除し，その部分だけを改めて印象採得することにより，IOSソフト上でマッチングしやすく印象採得に掛かる時間も短縮することができる．また，インプラント部だけ再度プロビジョナルレストレーションを外し，素早く正確に印象採得することにより，歯肉貫通部粘膜が内側に倒れ込むのを最低限に抑えた本印象が採得できる．

　次にスキャンボディを締結して印象採得し，続けて対合歯の印象採得，咬合採得と進めていくが，咬合採得はIOSの先端の太さが影響し，機器を臼歯部の奥深くに入れすぎると，しっかりと咬み合わず開口した状態で採得される傾向がある．小臼歯部位まで採得されていれば十分である．

　その後，プロビジョナルレストレーションをインプラ

134

ントアナログに締結し，口腔外でプロビジョナルレストレーションだけをスキャンする．これを最初に採得したスタディモデルデータとマッチングさせることで，正確な歯肉貫通部の再現が可能となる．

最後にアナログ印象用のパーツを口腔内に締結し，単独歯であれば両隣在歯にまたがるように『フィクスピード』（ジーシー）で連結，連結冠やブリッジの場合は印象用パーツをフロスで巻き『フィクスピード』で連結する．このインデックスは，ラボサイドで3Dプリント模型にインプラントアナログを固定するときに使用し，最終的に中間構造物と上部構造物を接着させる際に，ジグとして使用するための重要な役割を果たす．

Case1　臼歯部スクリューリテイン症例

患者は63歳女性．臼歯部からの出血があり受診された．歯根破折により抜歯後，インプラント治療を希望され，アストラテックインプラントEV4.8を|5 7 部に埋入．プロビジョナルレストレーションを経て，IOSにより最終印象採得を行い，上部構造製作へと進んだ（担当歯科医師：小島康佑先生）．

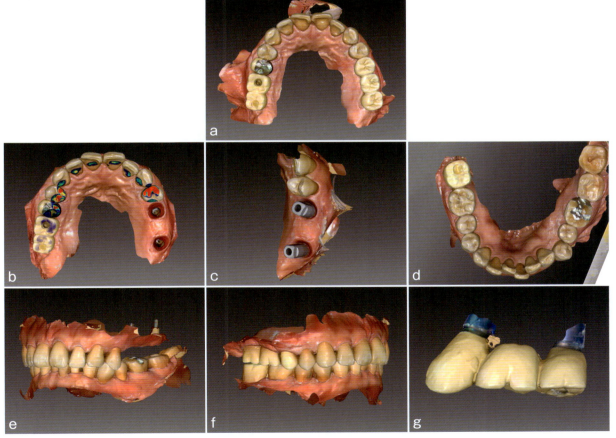

図1-a～g　a：プロビジョナルレストレーションをスタディモデルとして正確に印象採得する
b：採得したデータを本印象，スキャンボディ印象それぞれのフォルダにコピーし，|5 6 7 部位をデータ上で削除．プロビジョナルレストレーションを口腔内から外し，歯肉が倒れ込む前にフィクスチャーレベルで印象採得する
c：フィクスチャーにスキャンボディを締結し，印象採得．この時スキャンボディがしっかりと適合していることが重要である
d：下顎対合歯の印象採得
e, f：事前に口腔内で咬合紙を用いて印記しておき，左右小臼歯部で正確に咬んでいるのを確認し咬合採得を行う．大臼歯部あたりまでIOSの先端を入れてしまうと，患者は無意識に開口してしまうので注意が必要である．採得した後に，事前に印記しておいた咬合紙の跡と画像上でカラー表示されている部分が一致しているかの確認を行う必要がある
g：口腔内から外したプロビジョナルレストレーションをインプラントレプリカに締結しスキャン

Case 1

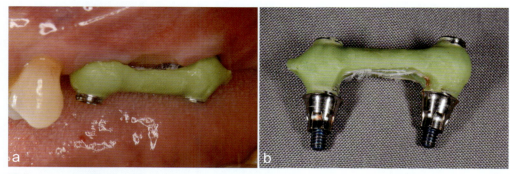

図2-a, b 口腔内におけるインプラントの正確な位置関係を記録するため, アナログ作業で『フィクスピード』を使用しインデックスを採得する. 本来であればアナログ用のピックアップ用印象パーツを使用してインデックスを採得するが, 今回はアストラテックEVのインプラントが埋入されているため, 純正のパーツはOne-position-onlyという装着位置が1カ所となる独自の接合様式となっており, サードパーティー製のスキャンボディはこのシステムに対応していない. そのため, メーカー純正でOne-position-onlyではないテンポラリーアバットメントを使用して, インデックスを採得してもらう

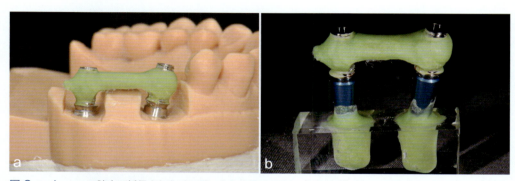

図3-a, b a：口腔内で採得されたインデックスを用いて3Dプリント模型上にインプラントアナログを正確に固定する. b：3Dプリント模型のレジン材料は経時変化により変形すると言われている. そのため, 変形の少ないプラキャスト素材にフィクスピードでインプラントアナログを固定し, 最終セメント合着や適合確認用にジグを製作しておく

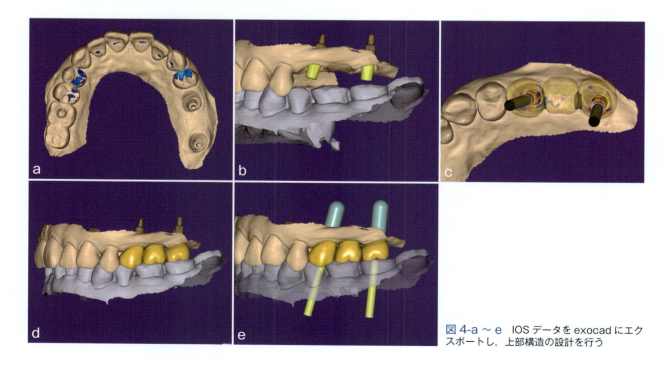

図4-a～e IOSデータをexocadにエクスポートし, 上部構造の設計を行う

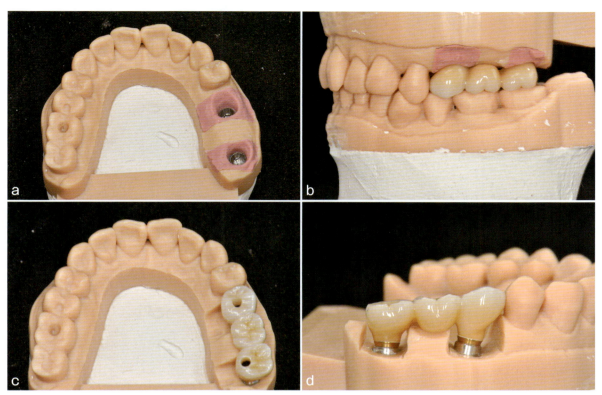

図5-a〜d　3Dプリント模型上で完成したジルコニア上部構造．事前に製作したジグでチタンベースとジルコニア上部構造をセメント合着し，3Dプリント模型上で確認したが問題なかった

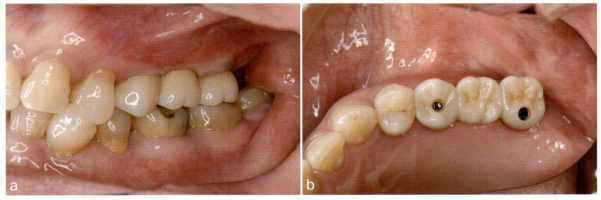

図6-a，b　口腔内に装着された上部構造

Case2 前歯部スクリューリテイン症例

患者は51歳の女性．10年ほど前に ②①|1 カンチレバーブリッジを装着し，その後メインテナンスを継続していた．2カ月ほど前に 2| 部にサイナストラクト，1| 部に歯根破折を認め，抜歯後の治療としてインプラント治療を希望し紹介にて受診（担当歯科医師：吉野剛史先生）．

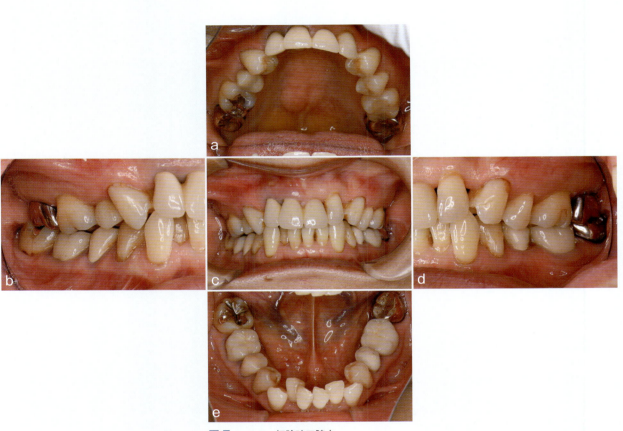

図7-a～e 初診時口腔内

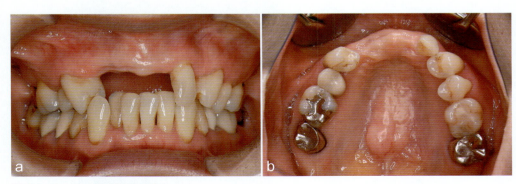

図8-a, b 2 1|抜歯後の口腔内

IOS を用いたスクリューリテイン症例

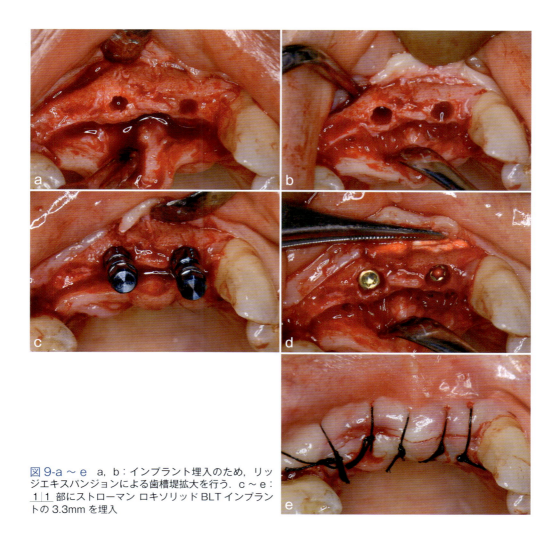

図9-a〜e　a, b：インプラント埋入のため，リッジエキスパンジョンによる歯槽堤拡大を行う．c〜e：1|1 部にストローマン ロキソリッド BLT インプラントの 3.3mm を埋入

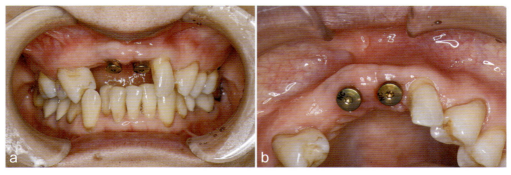

図10-a, b　二次手術時にヒーリングアバットメントを装着

139

Case2

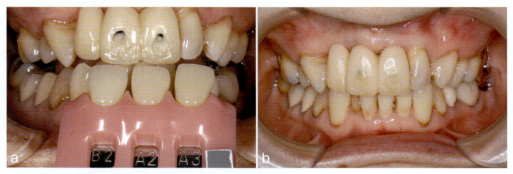

図11-a, b　プロビジョナルレストレーション装着と同時にシェードテイキングを行う

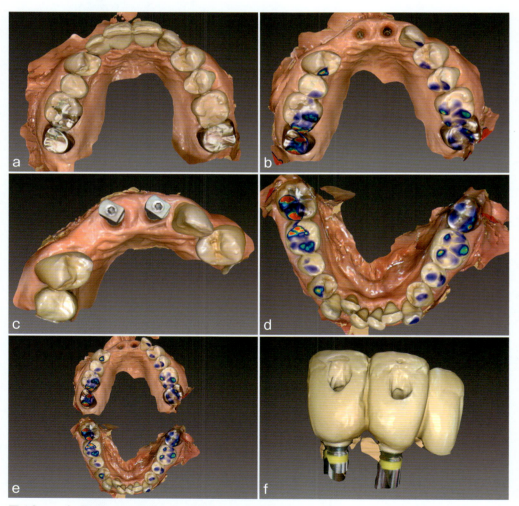

図12-a～f　『Primescan』（デンツプライシロナ）による印象採得．a：スタディモデルとなるプロビジョナルレストレーション．b：aのデータをコピーして 2 1|1 を削除後，プロビジョナルレストレーションを外し，時間を空けずにフィクスチャーレベルで印象を採る．c：スキャンボディを締結して印象採得．d：下顎対合歯印象採得．e：上下顎の咬合状態を確認して咬合採得．f：口腔内から外したプロビジョナルレストレーションをアナログに装着しスキャニングする

IOSを用いたスクリューリテイン症例

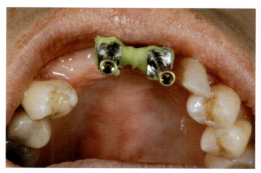

図13 アナログインプレッションコーピングを連結したインデックス

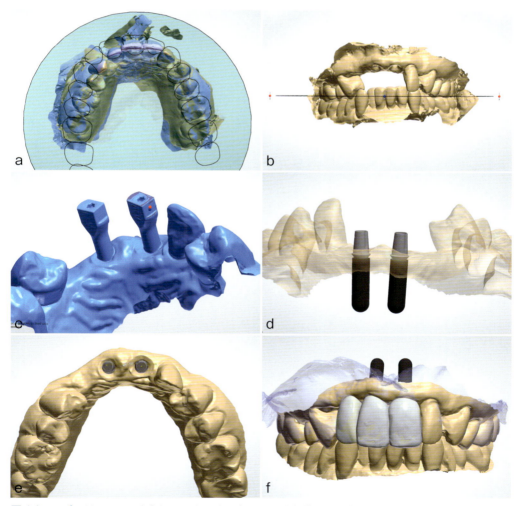

図14-a～f 3Shapeのデザインソフトにインポートし，上部構造のデザインを行う

141

Case2

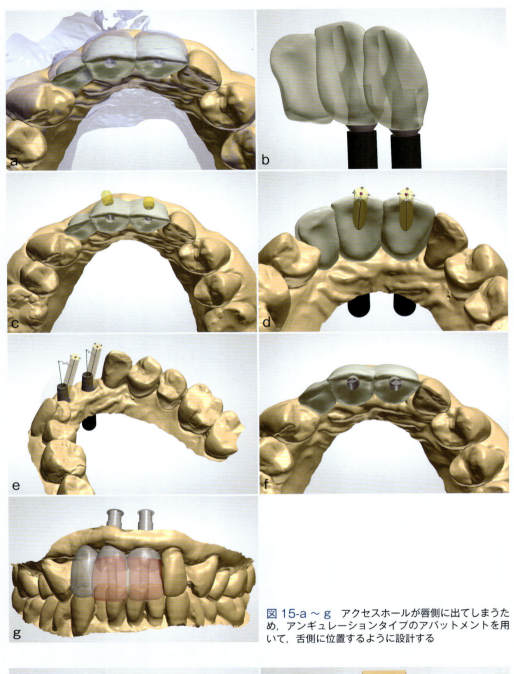

図 15-a 〜 g　アクセスホールが唇側に出てしまうため,アンギュレーションタイプのアバットメントを用いて,舌側に位置するように設計する

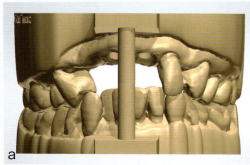
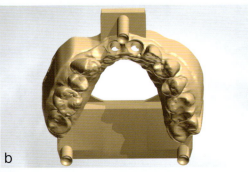

図 16-a, b　レイヤリング用に 3D プリント模型を設計する

IOSを用いたスクリューリテイン症例

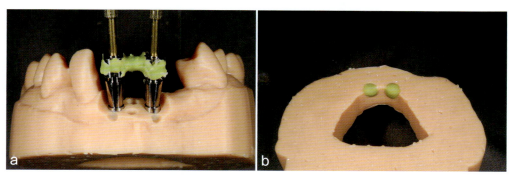

図17-a, b　3Dプリント模型にインプラントアナログを取り付ける．この際，口腔内でアナログ採得したインデックスを用いて正確に固定する

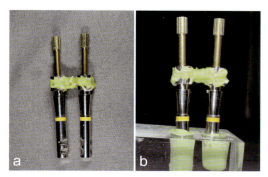

図18-a, b　チタンベースとのセメント合着用にインプラントアナログを締結し，プラキャストブロックにフィクスピードで固定する

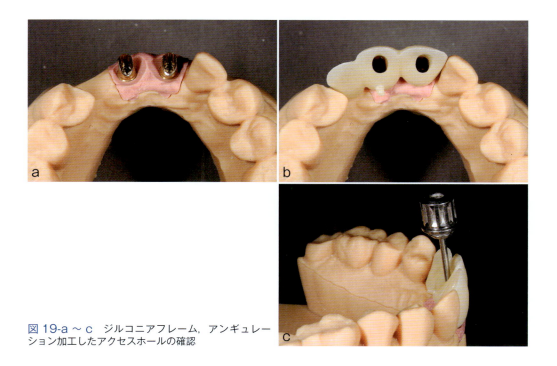

図19-a～c　ジルコニアフレーム，アンギュレーション加工したアクセスホールの確認

Case2

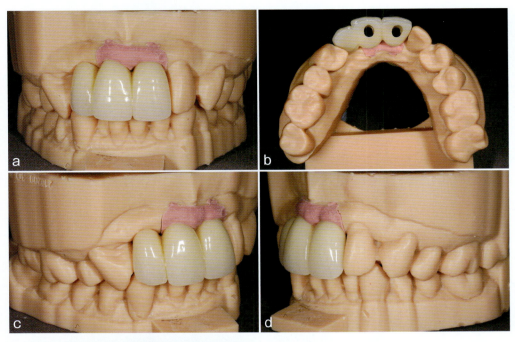

図 20-a〜d 3Dプリント模型上でレイヤリングまで完成したジルコニア上部構造

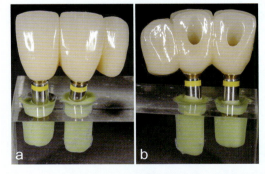

図 21-a, b ジグ上でチタンベースとセメント合着する

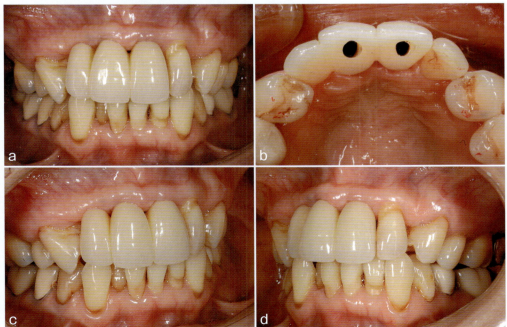

図 22-a〜d 上部構造装着時口腔内

Case3 模型レスで製作した症例

　Case1の患者に対し，反対側にもインプラント治療を行った．アストラテックインプラントEV4.8を7 6⏌部に規定に沿って埋入．プロビジョナルレストレーションを経てIOSにより最終印象採得を行い，模型レスで上部構造を製作する．

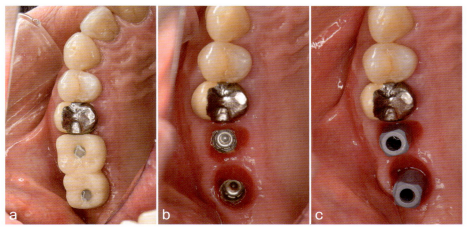

図23-a～c　IOSによる印象採得時の口腔内

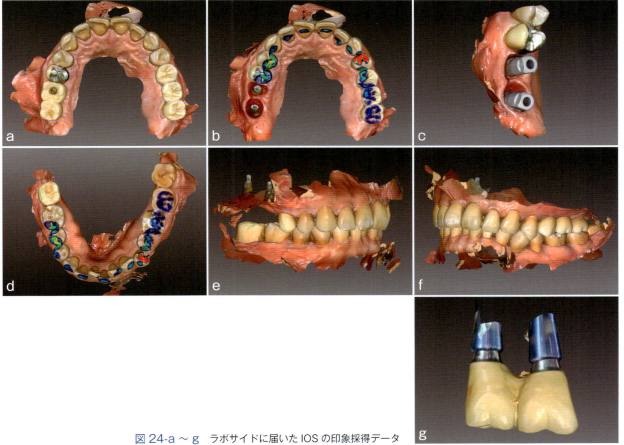

図24-a～g　ラボサイドに届いたIOSの印象採得データ

Case3

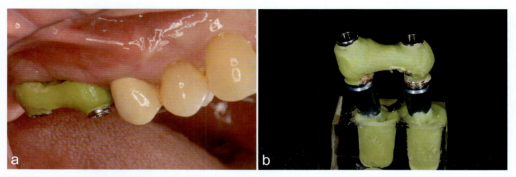

図25-a, b　Case1と同様, アストラテックインプラントEV4.8を用いているため, One-position-onlyではないテンポラリーアバットメントを使用してインデックスを採得してもらう

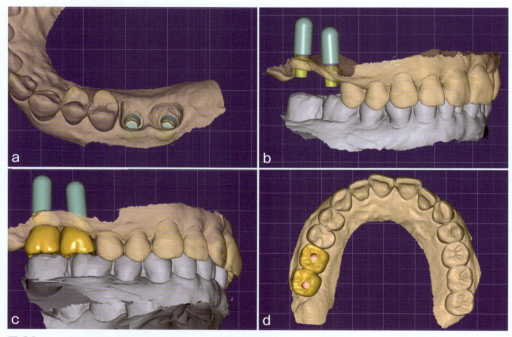

図26-a〜d　exocadにインポートし, 上部構造を設計する

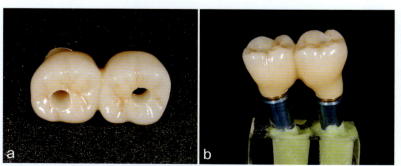

図27-a, b　完成したジルコニア上部構造. セメント合着用ジグにて最終セメント合着

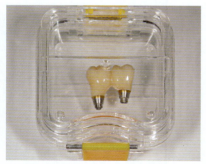

図28　模型レスで製作されたジルコニア上部構造の納品

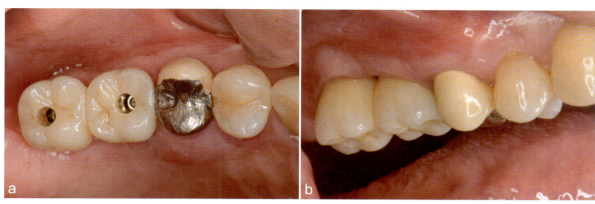

図29-a, b　口腔内に装着されたジルコニア上部構造

おわりに

　IOSを使用したスクリューリテイン法によるインプラント上部構造製作のデータは，セメントリテイン法の場合と基本的に変わらない．事前にスクリューリテインタイプのプロビジョナルレストレーションによって歯肉貫通部形態が形成されている場合は，アバットメントと上部構造を同時製作し口腔内装着することができる．その過程を省いた場合には，先にアバットメント製作とプロビジョナルレストレーションの装着を行い，最終印象はアバットメント上を天然歯補綴同様にIOSで印象採得し製作していくことで対応可能となる．

　また，正確にデジタルでインプラントの位置関係が再現されている場合は問題ないが，ボーンレベルインプラントで歯肉縁下深くに位置するケースでは，スキャンボディの装着の仕方により位置関係にズレが生じることがある．アナログ印象であれば，デンタルX線写真でインプレッションコーピング締結後に確認できるが，スキャンボディがPEEK材のみでプラットフォームに締結されている場合には，デンタルX線写真で確認することさえできない．可能であれば，デンタルX線写真で確認できる造影性のある材質のスキャンボディを使用して印象採得するのが望ましく，PEEK材しか選択肢のないメーカーは改良してほしいと望んでいる．

　もちろん，チェアサイドとの連携も重要となる．筆者はIOSで印象採得するケースでも，インプレッションコーピングやテンポラリーシリンダーなどのパーツを使用し，アナログで口腔内におけるインプラントの位置関係のインデックスを採得してもらうよう依頼している．これにより，事前にデジタル印象のズレを発見できたり，ジルコニア上部構造とチタンベースのセメント合着時用のジグを製作したりすることができる．また咬合採得時のポイントは，アナログで咬合紙を口腔内でタッピングさせ印記したうえでIOSを用いて咬合採得をすることにより，カラー表示で視覚的に確認できる．ズレが生じていた場合はその場ですぐ修正ができるので，ラボサイドにデータを送る前に確認してもらうよう促すことが重要である．

　このようにテクニカルエラーが生じやすい部分を，チェアサイドとラボサイドの双方が情報共有し回避できれば，ストレスフリーで上部構造製作，口腔内装着ができると考えている．また，それぞれの立場において適切なシステムを構築することにより，症例にもよるが模型レスでの補綴治療が可能になると考えている．筆者自身，かなりの数のIOSデータを用いたインプラント症例を経験してきたが，ポイントさえ押さえれば，ラボサイドの製作工程やチェアサイドの装着時の調整時間などの時間短縮，精度向上につながっていると実感している．デジタル機器は大変便利であり，アナログの良い部分と両立することにより，従来法にはない満足感が得られる．まさに「デジタルの必要性，アナログの重要性」が，今後の歯科治療では大切になると感じている．

Chapter 2　Design & Technique

経過観察時のトラブルに対応する設計変更症例

はじめに

　近年，歯科界の進化により以前は不可能だったことが可能になってきている．材料の進化，メーカーのパーツの改良などもあり，デジタル化により作業の簡便化も図れるようになってきた．これらにより，数年前と現在では上部構造となる補綴装置の設計も大幅に変わってきている．

　チームでインプラント治療にあたる中で，術後経過のメインテナンスをふまえ経過観察をしていくと，当時の製作方法に対して，現在ではよりシンプルに理想的な材料を選択しメインテナンスしやすい形態に製作できる症例がいくつか存在する．経過観察時の写真を見ると，セルフメインテナンスやプロフェッショナルクリーニングを行っていても，複雑で高額な製作費が掛かったにもかかわらず，材料劣化や着色などにより，修理を余儀なくされるのを目の当たりにすると心が痛む．このような経験をした方も多いのではないだろうか．

　本項では，筆者が2015年に二重構造で製作した上下顎前歯部分を，IOSを使用し最新のシステムで上顎をスクリューリテイン，下顎をセメントリテインで製作し直したので，チェアサイドのステップを含めて紹介したい．

経過観察時の設計変更において留意するポイント

　歯科技工士は補綴装置を製作して納品してしまえばそこで終了と思いがちだが，実は口腔内に入ってからがスタートでとあるということは以前にも述べさせていただいた．我々歯科技工士ができるチーム医療における役割は非常に大きく，メインテナンスしやすい形態の付与・材料選択，壊れない補綴装置の製作が，様々な役割の中でも特に重要であると考えている．

　その時代に存在するシステムにより，製作可能な設計は大きく変わる．また技術の進歩や患者の生活環境によっても，改造や再製作などにより上部構造を変えていく必要がある．そして，患者自身にその必要性を理解してもらうことが最も重要である．長い時間をかけやっとの思いで最終上部構造を装着し，安心してこれでおいしい食事ができると安堵していたところに「また苦しい思いをしなければならないのか」と不安を感じさせないためにも，十分な説明が必要になる．IOSにより印象採得時の負担が軽減されることや，現在装着されている上部構造を基準に製作し来院回数を極力少なくすること，メインテナンスのしやすさなどを十分に説明することにより，患者も納得し上部構造の変更に応じてくれるようになる．

経過観察時のトラブルに対応する設計変更症例

Case　上部構造の設計を二重構造から一体化したものに変更した症例

　患者は71歳の男性．2015年に上下全顎インプラント（上顎：ストローマン，下顎：Xive インプラント）上部構造を装着したが，上下顎前歯部に嗜好品による着色がみられる．また歯肉部分の材料劣化による修理を重ねてきたが，定期的な上部構造の修理，取り外しによる痛み，歯肉退縮等を避けるため，進化した現在のシステムで再製作することにした（担当歯科医師：小島康佑先生）．

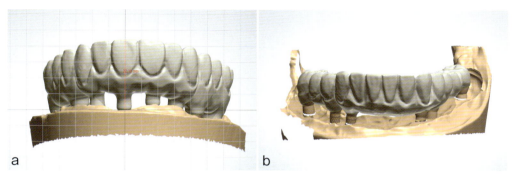

図1-a，b　この症例の上部構造を製作した当時，ジルコニアディスクは25mmのものしか存在しなかった．そのため，ジルコニアを用いるには二重構造にするほかなく，上下顎共に前歯部領域は二重構造の設計となった

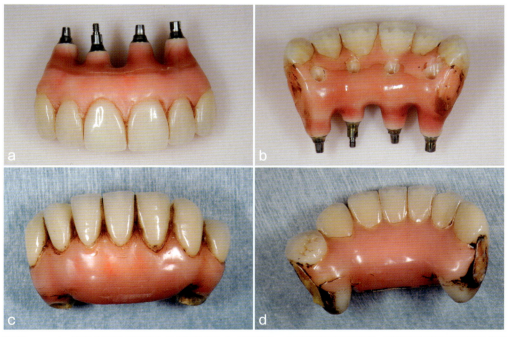

図2-a〜d　装着5年後の口腔内から取り外した上部構造．上下顎前歯部歯間部，粘膜面や隣接面に嗜好品による着色が見られる．舌側面には歯肉部分の破折や材料劣化が確認できる．下顎前歯部にレイヤリング部のチッピングも見られる

149

Case

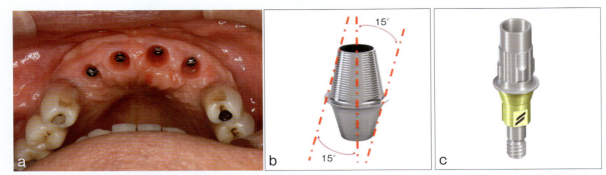

図3-a～c 上部構造を外した口腔内．製作にあたった頃にはマルチベースアバットメントが存在していたが，デジタル対応パーツがなかったため，フィクスチャーレベルでのバリオベースアバットメントを使用した．当時，バリオベースアバットメントのブリッジ用ノンエンゲージタイプ（b）はセメント合着部が15°テーパーで長さ4mm以下のものしかなく，22mmの長径のブリッジをセメント合着で支えるにはテーパーによる維持を含め接着面積の面でも不安を感じた．そこでシングル用の5.5mmパーツ（c）を使用し，フィクスチャー嵌合部をノンエンゲージに加工し製作した

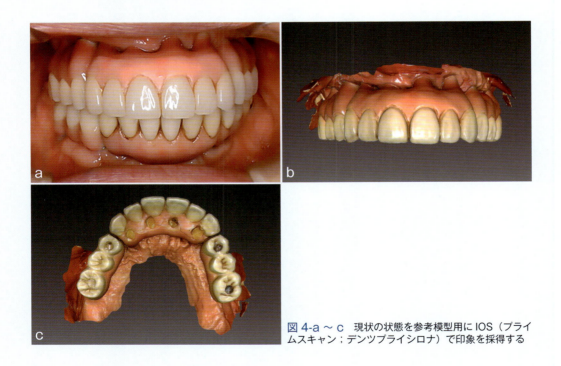

図4-a～c 現状の状態を参考模型用にIOS（プライムスキャン；デンツプライシロナ）で印象を採得する

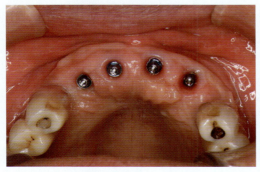

図5 現在ではSRAアバットメントが存在しデジタルパーツもラインナップされているため，このアバットメントを使用した．歯肉貫通部を考慮すると，上部構造を取り外しするたびに痛みを生じ，刺激を与えることにより歯肉退縮を招く恐れがある．それを避けるためにも歯肉縁レベルまでの純正SRAアバットメントを装着する．その後IOSで印象採得を行う

経過観察時のトラブルに対応する設計変更症例

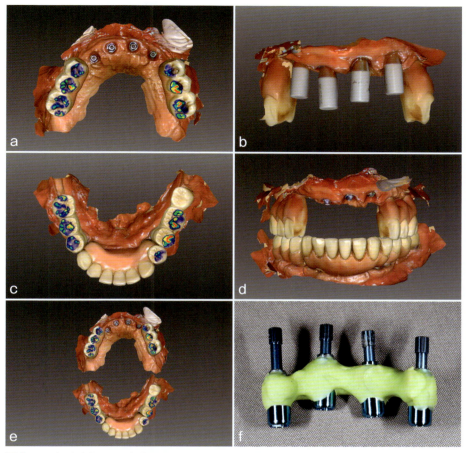

図6-a～f　各印象データを確認しチェックする．a：歯肉レベルの印象．b：スキャンボディの印象．c：下顎対合歯の印象．d：咬合採得の印象．e：口腔内の咬合ポイント．f：口腔内で採得した印象ポストを連結したインデックス

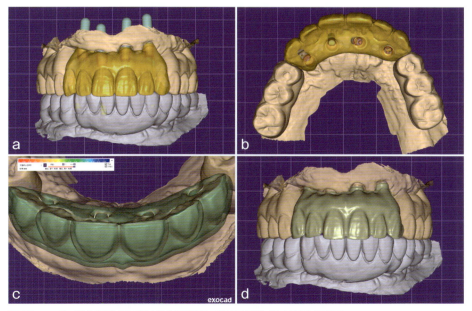

図7-a～d　現在装着されている上部構造に準じてデザインソフトで設計

151

Case

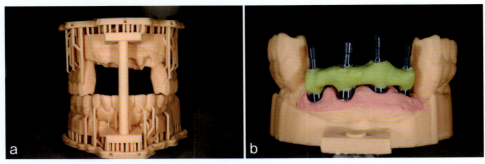

図 8-a, b　3D プリント模型を製作し，口腔内で採得したインデックスを用いて 3D インプラントアナログを装着する

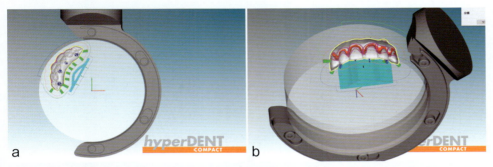

図 9-a, b　CAM ソフトによるネスティング．歯冠部と歯肉部の移行部はアンダーカットになりやすく削り残しが出やすい．C クランプを使用すると縁から削ることが可能で，削り残し加工を施すことにより削り残しを最低限にすることができ，材料の削減にもつながる

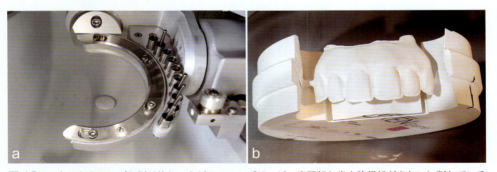

図 10-a, b　C クランプと削り終わったジルコニアブリッジ．歯冠部と歯肉移行部がきれいに削れているのがわかる

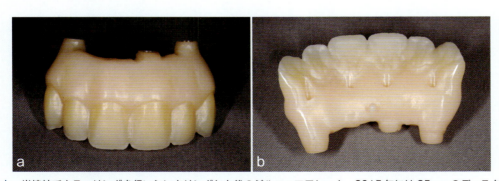

図 11-a, b　半焼結でカラーリングを行いシンタリングした後のジルコニアフレーム．2015 年には 25mm のディスクまでしか切削加工できなかったため二重構造での製作になっていたが，現在では技術の進化により 30mm まで切削加工でき，一体化してシンプルに製作することができるようになった．これはラボサイドにおいて，またチェアサイドや患者にとってもコストを抑えることができ，強度面，衛生面，製作期間の短縮などメリットが多い

経過観察時のトラブルに対応する設計変更症例

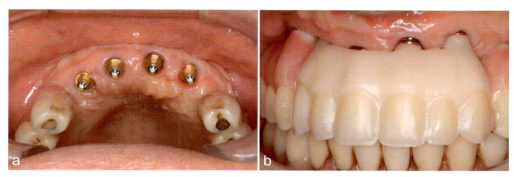

図12-a, b　SRAアバットメント上にチタンベースを締結し，ジルコニアフレーム試適．ジルコニアレイヤリング後，このチタンベースとセメント合着を行う

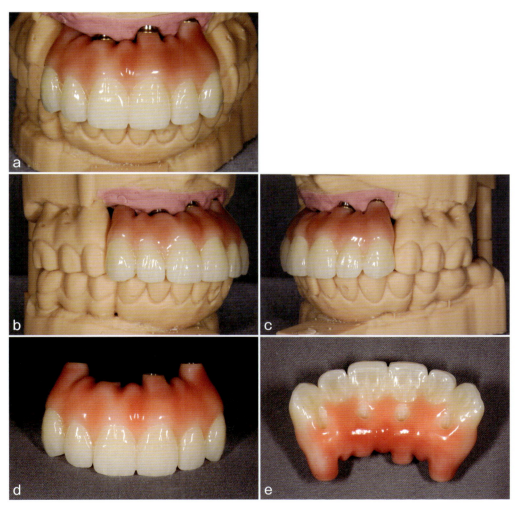

図13-a～e　通法に従いレイヤリングが完成した上部構造

153

Case

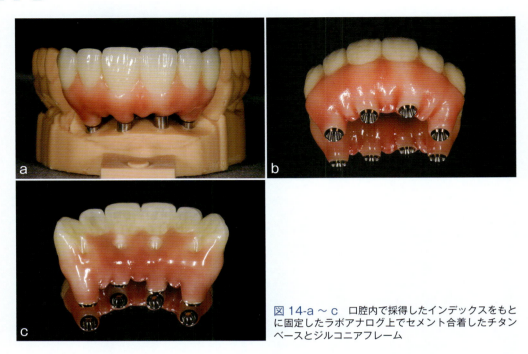

図14-a～c 口腔内で採得したインデックスをもとに固定したラボアナログ上でセメント合着したチタンベースとジルコニアフレーム

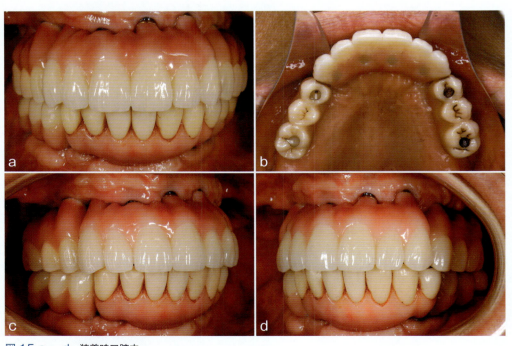

図15-a～d 装着時口腔内

経過観察時のトラブルに対応する設計変更症例

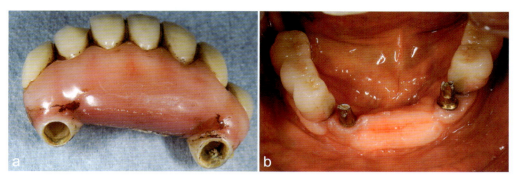

図 16-a, b　下顎の現在の状況. 下顎も上顎同様に製作し直す

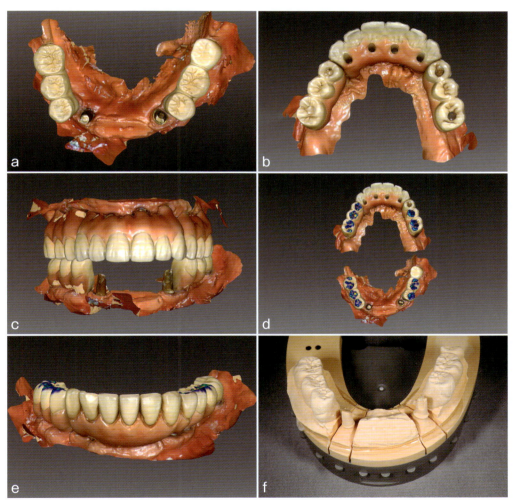

図 17-a～f　IOS による印象採得. a：下顎本印象. b：上顎対合歯. c：咬合採得. d：口腔内と咬合ポイントの確認. e：下顎スタディモデルとして用いる現状の上部構造. 下顎はセメントリテインでカスタムアバットメントのため, 外して個別に IOS で印象するのは軟組織に対してリスクが高い. f：IOS データと重ね合わせをするためダイレクトにアナログの加圧印象を採得して模型を製作する

155

Case

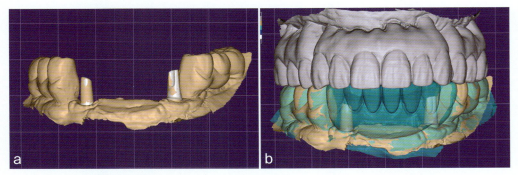

図18-a,b デスクトップスキャナーによりアバットメントをデータ化し,IOSデータとマッチングさせ重ね合わせを行う

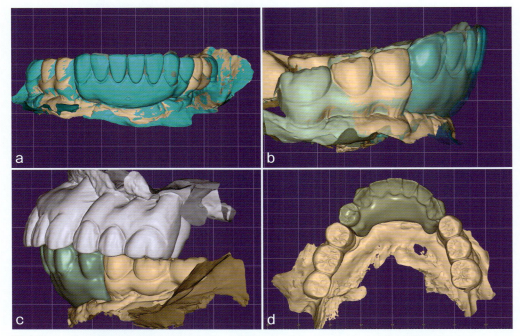

図19-a〜d 現状の上部構造を参考に設計し,レイヤリング分のカットバックを施し設計を完了する

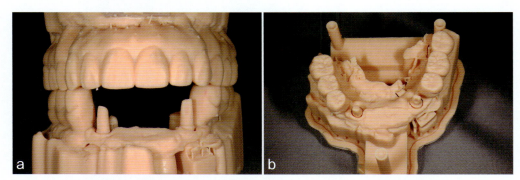

図20-a,b レイヤリングのための3Dプリント模型を製作する.アナログで採得したアバットメントをマッチングさせた後,そのデータをプリントしているのでフィニッシュラインが明確に出ているのがわかる

経過観察時のトラブルに対応する設計変更症例

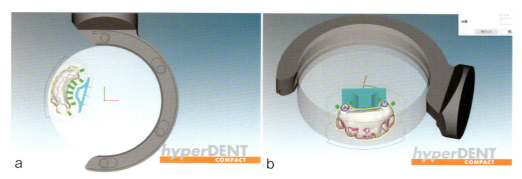

図21-a, b　上顎同様, C クランプでジルコニアをネスティングし, 削り残し加工を設定する

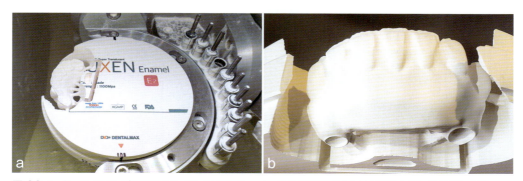

図22-a, b　C クランプで削られたジルコニアフレーム. 歯肉移行部がきれいに削られているのがわかる

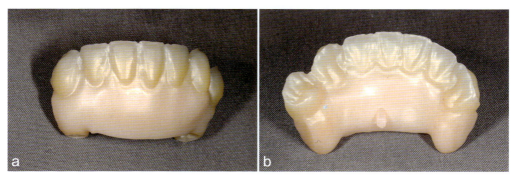

図23-a, b　半焼結でカラーリングを施し, シンタリングしたジルコニアフレーム

157

Chapter 2　Design & Technique

長期間使用されていた上部構造の設計変更症例

はじめに

　インプラント症例は治療が終了した時点で完結するのではなく，実はそこが始まりだということはこれまで述べた通りである．患者の身体変化やメインテナンスの重要性の理解度などによっても，口腔内の環境は大きく変化する．それらの要因により，天然歯の抜歯やインプラントの脱離などが生じ，上部構造の設計変更を余儀なくされる場合が少なくない．また，長期間使用していたインプラント上部構造の材料が経年劣化することによっても，修理が必要となる．

　しかし，長期間使用されてきたインプラント体がいつの時代のどの種類のインプラントであるかは，インプラント治療を行った歯科医院に患者がリコールで来られた場合においては記録も残っており把握できるが，他院で治療した場合や治療した歯科医院が廃業してしまっている場合などでは記録を辿ることができない．この場合にはX線写真などを参考に，専門書などで調べて対応する必要がある（図1）[1,2]．また，実際に特定できたとしても，インプラントシステム自体がアップデートされ同じものが製造されておらず，パーツ自体が存在していない場合も少なくない．だからといって，そのために口腔内からインプラントを撤去するということはできない．現在存在するパーツを用いて何とか製作する以外にないのである．

　長期間使用されていたインプラント上部構造の設計変更症例に対する処置について，ポイントを示しながら紹介したい．

長期間使用されていた上部構造の設計変更で留意するポイント

①いつの時代のインプラントであるか，どこのメーカーのものか，どの種類のインプラントでサイズは何か，パーツやインスツルメントなどは現在も販売されているのか，また販売されていない場合に手配することができるのかなどを早急に調べる．

②手配できるパーツや改造して使用できるパーツ類での設計および見積もりを作成する．パーツが用意できない場合には，ダイレクトに印象採得を行いセメント合着で装着する可能性も出てくる．また年齢によっては，周囲の人がメインテナンスしやすいオーバーデンチャータイプにする場合も出てくる．

③インプラントの追加埋入ができる環境なのかどうかを考慮する．失活している天然歯は歯根破折などにより抜歯を余儀なくされる場合もある．その部分に新たにインプラント埋入を行い，上部構造を製作する場合は問題ないが，できない場合には上部構造の設計を変更して天然歯と連結したブリッジにするなど，エビデンスから外れた設計にしなければならない場合もある．

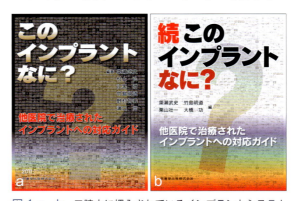

図1-a，b　口腔内に埋入されているインプラントシステムの特定に役立つ書籍[1,2]

Case 長期間使用されていた上部構造の設計変更症例

患者は56歳女性．膠原病により多剤併用中．インプラント周囲のメインテナンスで他院より紹介があり，目立ったインプラント周囲炎は認められないため，メインテナンスへ移行した．その際に上顎義歯の再製希望があった（担当歯科医師：小島康佑先生）．

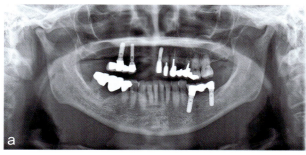
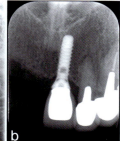
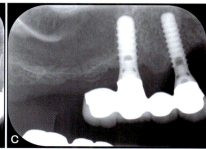

図2-a～c　初診時パノラマX線写真及びデンタルX線写真

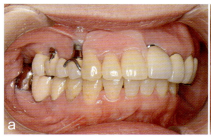
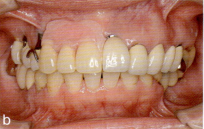
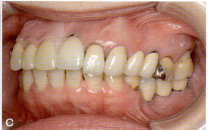

図3-a～c　初診時口腔内

図4-a～d　上部構造PFMを外した状態のパノラマX線とインプラントアバットメント．口腔内所見やX線写真よりインプラント体・アバットメントの種類，いつの時代のインプラントなのかを調べる．書籍[1]を参考に，インプラント体はITIソリッドスクリューインプラントが埋入されていることがわかった．また，PFMを外した口腔内写真と弊社に残っていた過去の資料を確認したところ，6┘部にはソリッドアバットメント，4│1にはコーンシステムのアバットメントが装着されているのが解明できた．しかしすでに製造は終了してパーツやインスツルメントも販売していない

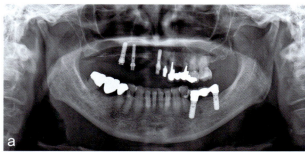

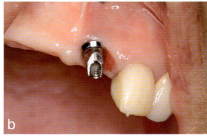
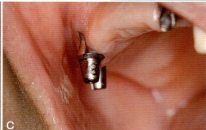
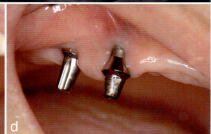

Case

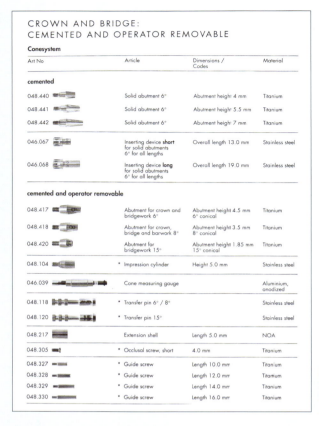

図5 インプラント特定のための参考資料（ITI Dental Implant System Product Catalogue January 1994 より）

表1 患者からの希望・患者への提案・それに対する患者のコメント．インプラント体の種類を把握できたら，それらを使ってどのような上部構造が製作できるかをディスカッションする．4｜部はラフサーフェスまで露出しており，患者の希望も叶えつつ，現在存在するパーツを改良しながら使用しどのようなものができるかをいくつか提案する

患者からの希望
・小臼歯にもメタルクラスプはかけたくない．すべてのクラスプをノンメタルクラスプで製作し，数年単位でその時の状態に合わせて再製したい． ・歯の並びをそろえたいが，明らかに造り物だとわからないようにしたい． ・若い頃とは違うので，年相応の色や形，並び方にしたい． ・将来なるべく作り直すことがないようにしたい．また，費用も抑えたい．
患者への提案
①インプラントを1本追加し，ブリッジタイプで補綴 　→審美的に仕上がるが，コストが一番かかる ②ロケーターオーバーデンチャー 　→インプラントを追加せずに，天然歯とインプラントを維持としたクラスプなしのオーバーデンチャー．ノンクラスプデンチャーよりもコストはかかるが，壊れにくく劣化も少ない．スレッドが出ているインプラントにあまり負荷を掛けず，床の中に収める設計にする ③患者の希望通りノンメタルクラスプ義歯 　→提案の中でコストは最もかからないが，劣化しやすく定期的な作り直しが必要となる可能性があり，その都度同じコストがかかってくる
提案に対する患者からのコメント
①審美的に仕上がるが，手術のリスクが不安なのとコストが高すぎる． ②コストは①と③の中間であり一番現実的．4｜部のスレッドの露出部も床で被覆することができ，着力点を低くできる．｜2 も再補綴するのでラインが揃えられる．人工歯と｜2 の色調をどこまで合わせることが可能なのか気になる． ③適合および機能性は低いと理解できるが，一定期間で費用をかけて再製することになった場合でも，1回に掛かるコストは低い．

表2 結果的に提案②を選択することになり，オーバーデンチャーでの設計となった．すべてをロケーターにするには，インプラントの埋入角度などにより，強度，審美面，クリアランス面で困難を極めるため，下記のような設計とした

- $\underline{1}$ 部インプラントはカスタムアバットメントでテレスコープ内冠．
- $\underline{2}$ は天然歯支台のテレスコープ内冠．
- $\underline{4}$ 部はインプラントが露出していることもあり，コーンシステムのアバットメントを外すリスクやクリアランスの問題を考慮し，現状維持でインプラント体をプレパレーションする．
- $\underline{6}$ 部にロケーターアバットメントを装着．
- デンチャーフレームや人工歯など，設計が複雑になると逆に強度が確保できなくなるため，モノリシックジルコニアで人工歯とフレームを一体化した構造とし，床の部分は粘膜面側を義歯床レジン，唇側は審美性を考慮しハイブリッドレジンで回復する．

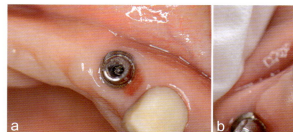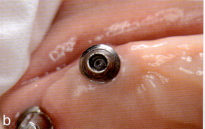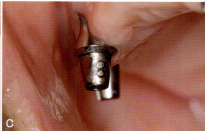

図6-a〜c PFMを外した口腔内をダイレクトに印象し，オーバーデンチャーに慣れてもらうことも目指しながら，審美的な部分を詰めていく

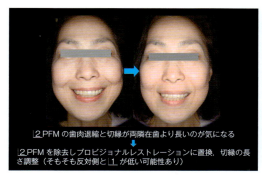

図7 患者の希望を事前にヒアリングしておく

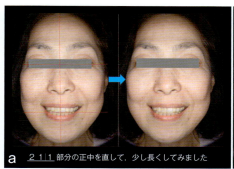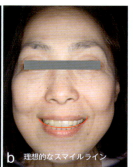

図8-a, b デジタルシミュレーション．フォトショップで治療後のイメージをシミュレーションする

Case

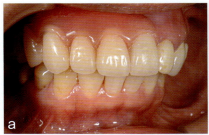 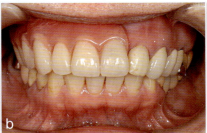 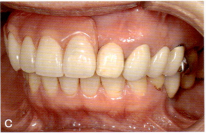

図9-a～c　口腔内に装着したプロビジョナルレストレーション

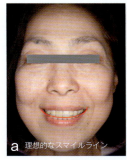 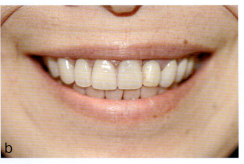 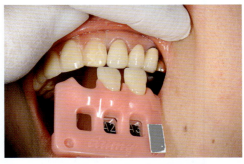

図10-a, b　顔貌写真とスマイルのアップ
プロビジョナルレストレーション装着後，患者からヒアリングを行ったところ，フルスマイルにしたときの義歯の境が目立つ，床が厚くて大きく違和感がある，人工歯が大きく，主張しすぎているなど，想像通りの意見をもらう．もちろん今までの小さい義歯と比較すると義歯感が強く，また女性特有の真珠のような小さくきれいな歯を入れたいとの希望が強いため，この段階で双方の希望を詰めていく時間と作業が必要になる．完全に患者の希望通りに進めてしまうと強度的に弱くなることや，すでに埋入されている 4|1 部のインプラント体との関係性，インプラントの位置関係により内側に入れるには限界があることなどを説明しつつ，できる限り患者の要望を叶えていくように擦り合わせを行う．この作業を怠ると，後のステップで大変なストレスにより悩まされることになる

図11　|2 の歯肉ラインの位置や義歯の境が目立つなどの意見があったため，|2 もオーバーデンチャーに組み込む形にした．また歯牙形態や外側への出具合も，上部構造を製作する上で問題にならない程度内側に入れ，形態修正をすることによって納得して先に進むことができる．その後，残存歯のシェードテイキングを行う

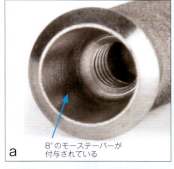 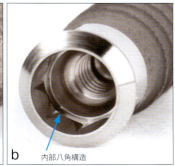 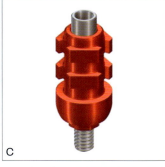

図12-a～c　続いて最終印象採得に入るが，この患者はITIソリッドスクリューインプラントが埋入されており，インプラント内部はモーステーパー状になっているだけでオクタゴン形状が施されていない．これはアバットメントを口腔内に装着し，その後印象採得を行うタイプのインプラントである．そのため，現在のストローマンティッシュレベルインプラント用の印象キャップは使用できない．そこで|1 部は仮にソリッドアバットメントを口腔内に装着し，ソリッドアバットメント用の印象システムを使用して採得する．|6 部は口腔内でロケーターアバットメントを装着し，ロケーター専用の印象システムで採得する
a：ITIソリッドスクリューインプラント内部．b：ストローマンティッシュレベルインプラント内部．c：ストローマンティッシュレベルインプラント用印象キャップ．内面のオクタゴンに適合するように作られている

長期間使用されていた上部構造の設計変更症例

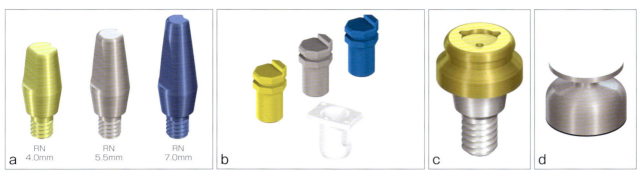

図13-a～d　a：ストローマンRNソリッドアバットメント．b：ストローマンRNソリッドアバットメント用印象パーツ．RNポジショニングシリンダーとRN印象キャップ．c：RNロケーターアバットメント．d：ロケーター用印象キャップ

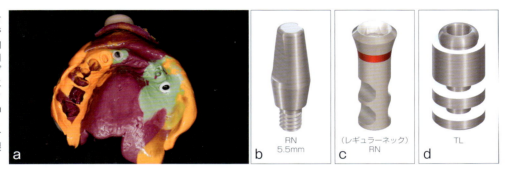

図14-a～d　RNソリッドアバットメント5.5mmポジショニングシリンダーとRN印象キャップ，ロケーター用印象キャップがピックアップされた本印象（a）．口腔内に仮装着したRNソリッドアバットメント（b）とRN synOctaインプラントアナログ（c），TLロケーターフィメールアナログ（d）を装着し，模型を製作する

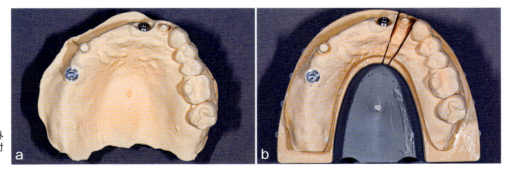

図15-a，b　a：印象から外した作業用模型．b：貼り付け模型に接着した作業用模型

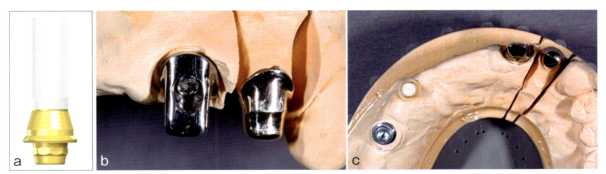

図16-a～c　⎿1部にはRN synOctaゴールドアバットメントを使用したカスタムアバットメントテレスコープ内冠，⎿2部には天然歯支台のテレスコープ内冠を白金加金のロストワックス法にて 4⏌部と平行性を合わせて製作する．さらに，⎿1 2部内冠上に0.3mmのAGCキャップを製作

165

Case

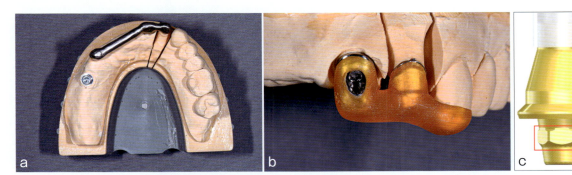

図17-a～c ①カスタムアバットメント内冠をずれのないよう口腔内に装着するためのメタルトランスファージグ（②は支台歯の状態）（a）と，①部装着後に②内冠をずれなく装着するためのレジントランスファージグ（b）を製作する．その後，①部のカスタムアバットメントのインプラント内部に入るジョイント部分がモーステーパー状になるよう，オクタゴンの出っ張り部分をスムーズに研磨する（c）

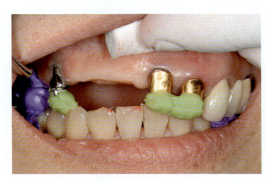

図18 ①②にAGC外冠キャップを装着し，『フィクスピード』（ジーシー）とシリコーンバイト材で精密な咬合採得を行う．この後，義歯用AGCキャップのピックアップ印象を行う．その際，④部インプラントの頬側に大きなアンダーカットが生じるのを避けることと，上部構造の強度確保を目的に，インプラント体をプレパレーションし，プラークが停滞しないようしっかりと研磨しておく

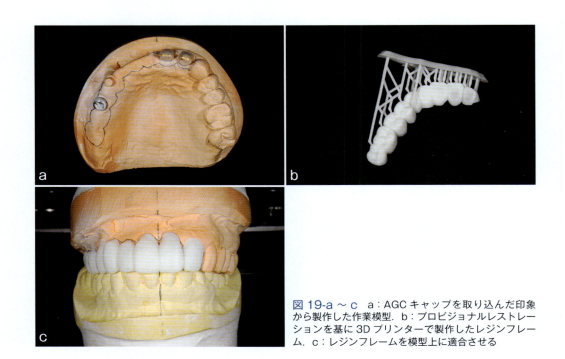

図19-a～c a：AGCキャップを取り込んだ印象から製作した作業模型．b：プロビジョナルレストレーションを基に3Dプリンターで製作したレジンフレーム．c：レジンフレームを模型上に適合させる

長期間使用されていた上部構造の設計変更症例

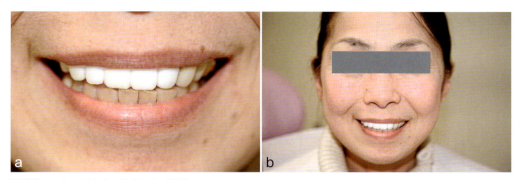

図20-a，b　試適時口腔内および顔貌

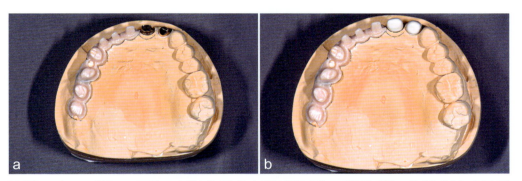

図21-a，b　a：ジルコニアフレームが全体でなるべく同じ厚みを持って強度に優れ，重くならないように設計する．また，レジン床もある程度の厚みを持って強度を保てるように調整する．b：AGCキャップに接着処理を施しオペークを塗布する

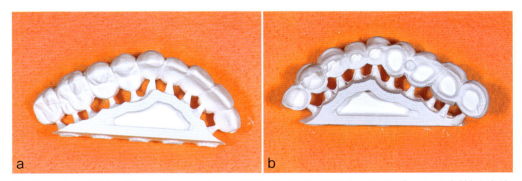

図22-a，b　加工後のジルコニアフレーム．内面部分にレジンの維持のためのアンダーカットを付与したり，削り残し部分などを半焼結の時点で調整したりしておく必要がある．シンタリング後，完全焼結した後に調整すると，フレームに気が付かないうちにダメージが加わってマイクロクラックが入ってしまったり，バーやポイント等を無駄に消耗したりと，必要以上に時間が掛かることになる

Case

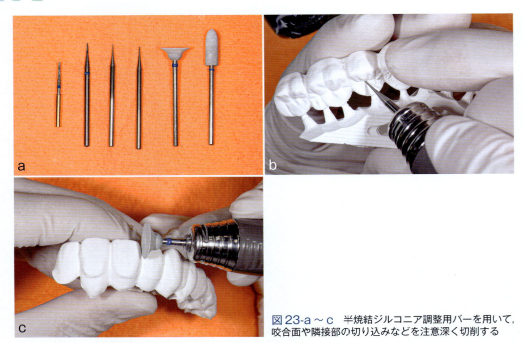

図23-a～c 半焼結ジルコニア調整用バーを用いて，咬合面や隣接部の切り込みなどを注意深く切削する

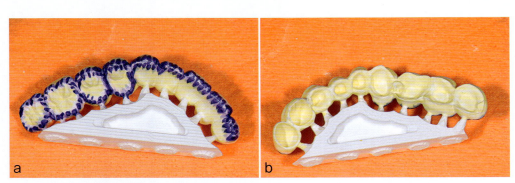

図24-a, b カラーリングリキッドの塗布

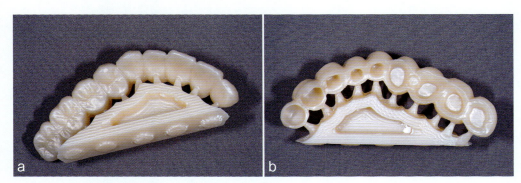

図25-a, b シンタリング後のモノリシックジルコニアフレーム

長期間使用されていた上部構造の設計変更症例

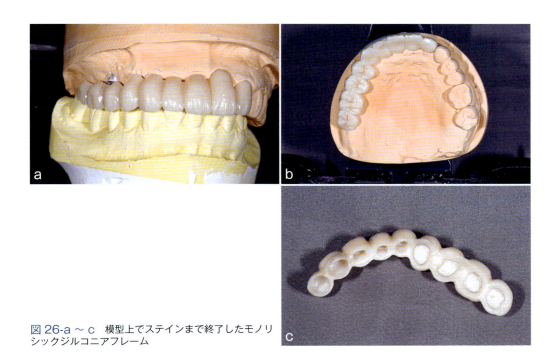

図26-a～c　模型上でステインまで終了したモノリシックジルコニアフレーム

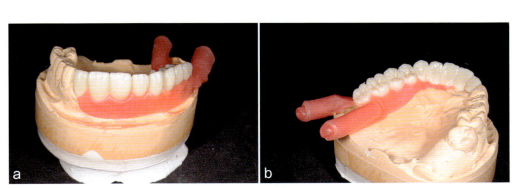

図27-a, b　粘膜面側には口腔内でロケーターフィメールを装着したり，後にリベースしたりする場合に備えて，義歯床には『パラプレスバリオ』（クルツァージャパン）を用いる

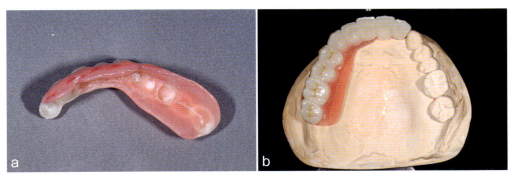

図28-a, b　唇側・頬側面は審美性を考慮し，ハイブリッドレジン（セラマージュ；松風）で仕上げる．模型に装着した状態から見て取れるように，唇側はなるべく薄く仕上げている．⌊1 2 部はAGC外冠キャップ，6⌋部はロケーターデンチャーキャップが入るスペースが確保された状態になっている

Case

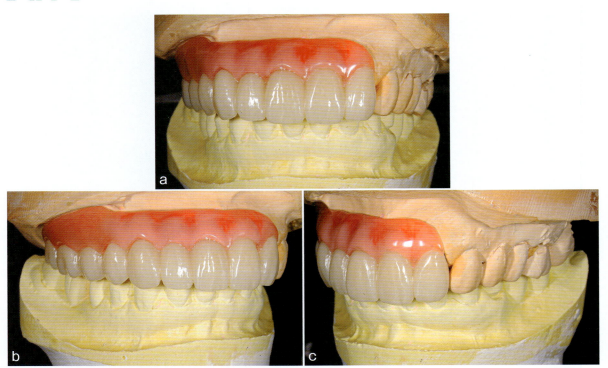

図29-a～c 模型上で完成した状態

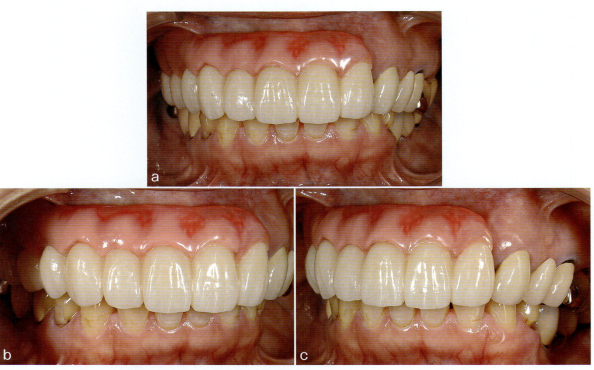

図30-a～c 口腔内でデンチャーキャップを装着後の上部構造装着時口腔内

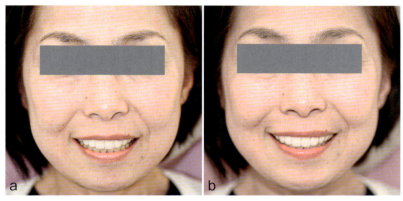

図31-a, b　同．ハーフスマイルとフルスマイル時の顔貌．フルスマイルでも義歯の境が目立ちにくい．患者は大変満足していた

おわりに

　歯科用インプラントは日々進化している．数年経っただけでも，アンギュレーションシステムなどによりスクリューや専用ドライバーが変わっていることがあり，またサードパーティー製のパーツが使用されている場合など，メーカーカタログに載っていないようなケースでは，メインテナンス時に上部構造を外すだけでもかなりの時間を要する．

　加えて，患者も同じ歯科医院にずっと通い続けているとは限らず，初めて訪れた患者に他院で治療されたインプラントを診てほしいと言われても，すべてのインプラントを歯科医師が把握できているわけでもない．当社にも，歯科医院から様々な口腔内写真やX線写真が送られてきて，どこのインプラントか調べてほしいという依頼が年に何回かはあるのが現状である．修理や設計変更などの依頼も年々増えている．インプラントが普及してから年月が経ち，今後はこのような依頼がもっと増えていくと予想されるが，上部構造製作の専門職である我々歯科技工士でも，すべてのパーツを把握できているわけではない．過去の資料やカタログなどを保管していなければ，調べることさえできない．

　長期間使用されていたインプラント上部構造の設計変更などのケースでは，これらの問題が常に降りかかり，現状を調べるだけでも相当な時間を費やすことになる．チームとして，それぞれの立場での専門的な知識と経験が試される．新しい技術や知識も必要だが，過去のことも知っておくことが，チェアサイドとの円滑な情報交換につながり，共有した知識での絆を強くしていくと感じている．

参考文献
1) 簗瀬武史 他：このインプラントなに？ 他医院で治療されたインプラントへの対応ガイド．医歯薬出版，東京，2011．
2) 簗瀬武史 他：続・このインプラントなに？ 他医院で治療されたインプラントへの対応ガイド．医歯薬出版，東京，2017．

Afterword

おわりに

　「はじめに」でも述べたように，本書は月刊『歯科技工』における16回の連載を再構成し，加筆・修正を重ねたうえで1冊にまとめたものである．診査・診断から上部構造製作，術後メインテナンスまでの一連の流れをチェアサイドとラボサイドでどのように連携して行っていくのか，日常臨床の中から抜粋して解説した．取り上げた症例は最初から書籍への掲載を予定していたわけではないため，上部構造の製作方法や術式に関する写真が少なく，重複している部分なども目立つ点はご容赦いただきたい．ボリュームの都合上，伝えたいことの一部しか記述できないのが心残りではあるが，細かいポイントは専門誌などに文献が多数あるので，それらを参考にしていただきたい．

　インプラント治療において上部構造を製作する際，「もう少し良い位置に，良い角度にインプラントが埋入されていれば，もっときれいにできるのに」と嘆いている歯科技工士の声をよく耳にする．しかし，模型だけ見て文句を言っても何も始まらない．筆者はほとんどの症例で診査・診断から携わり，アバットメント等を含めたシミュレーションを行い，歯科医師とカンファレンスを重ね，最終上部構造の形態を考慮しつつ埋入手術や骨造成手術の困難さも含めて議論を交わしサージカルガイドを製作している．本当の意味でチェアサイドと連携したインプラント技工を行うにあたり，必要な知識と技術を身につけるための一助として，本書を活用していただきたい．そして，歯科技工士がチームの一員としてインプラント治療に関わることの重要性が，広く認識されるきっかけとなれば幸いである．

　このようなチーム医療の礎をご教授いただいた，亡き高橋堅一先生，歯科技工士の筆者に外科のハンズオンコースを見学させてくださったITI名誉フェロー 勝山英明先生，神奈川歯科大学附属横浜クリニックインプラント科で共にお仕事させていただく機会を作ってくださった客員教授の上野大輔先生，現在もチーム医療の環境をご提供いただいている，神奈川歯科大学附属横浜クリニック院長 木本克彦先生，同クリニックインプラント科特任教授 児玉利朗先生，教授 河奈裕正先生，診療科長 小島康佑先生，ならびに当インプラント科に所属し症例をご担当いただきました諸先生方に，心より感謝を申し上げます．また長きにわたりサポートしてくれている，弊社スタッフの杉本　淳，浦　健一，佐藤理奈，杉山博美にこの場を借りて感謝の意を表したい．

　今後は長寿社会を見据えて患者に寄り添い，生活環境・身体環境により余儀なくされる設計変更などに対応した，上部構造の研究・製作に励んでいく所存である．

2024年8月　杉山雅和

【著者略歴】
杉山 雅和（本名：雅一）

1978年	横浜歯科技術専門学校技工士科卒業
	歯科たかはし勤務
	Study club Möbius Dental Club（MDC）会員
1981年	小沼歯科医院勤務
1983年	アートセラミックラボラトリー開業
1988年	有限会社アートセラミック開設
	Study club Five Star Club（FSC）会員
1994年	スイスITIインプラント上部構造認定インストラクター
	スイスCMデンタルアタッチメント認定インストラクター
1995年	Study club Wクリック会員
2002年	ドイツWIELAND AGCマスターインストラクター
2010年	日本口腔インプラント学会認定歯科技工士
2011年	ITI Study Club KANAGAWA FOURTH Co Director
2019年	神奈川歯科大学附属横浜クリニックインプラント科非常勤講師

日本臨床歯科補綴学会会員
日本口腔インプラント学会会員
日本デジタル歯科学会会員
日本補綴歯科学会会員
日本顎咬合学会会員
ITI member

チェアサイドと連携したインプラント技工の実践
治療計画からメインテナンスまで歯科技工士に求められる役割

ISBN978-4-263-46225-6

2024年9月25日　第1版第1刷発行

著　者　杉　山　雅　和
発行者　白　石　泰　夫
発行所　医歯薬出版株式会社

〒113-8612　東京都文京区本駒込1-7-10
TEL.（03）5395-7635（編集）・7630（販売）
FAX.（03）5395-7639（編集）・7633（販売）
https://www.ishiyaku.co.jp/
郵便振替番号 00190-5-13816

乱丁，落丁の際はお取り替えいたします　　印刷・木元省美堂／製本・明光社
Ⓒ Ishiyaku Publishers, Inc., 2024. Printed in Japan

本書の複製権・翻訳権・翻案権・上映権・譲渡権・貸与権・公衆送信権（送信可能化権を含む）・口述権は，医歯薬出版(株)が保有します．
本書を無断で複製する行為（コピー，スキャン，デジタルデータ化など）は，「私的使用のための複製」などの著作権法上の限られた例外を除き禁じられています．また私的使用に該当する場合であっても，請負業者等の第三者に依頼し上記の行為を行うことは違法となります．

JCOPY ＜出版者著作権管理機構　委託出版物＞
本書をコピーやスキャン等により複製される場合は，そのつど事前に出版者著作権管理機構（電話 03-5244-5088，FAX 03-5244-5089，e-mail：info@jcopy.or.jp）の許諾を得てください．